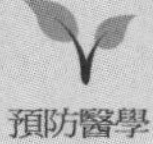
預防醫學

預防醫學

療鬱

不吃藥的憂鬱解方

The breakthrough depression solution :

a personalized 9-step method for beating the physical causes of your depression

詹姆斯．葛林布拉特（James M. Greenblatt）◎著
林曉凌◎譯

目錄

打開心靈健康的大門　陳俊欽醫師　008
喚起整合性療癒學的浪潮　黃培嘉諮詢師　012
走出憂鬱症的幽谷　鄭光男醫師　015
導讀　林曉凌醫師　017
前言　020

認識篇

第一章　什麼是憂鬱症　028
1-1 憂鬱症的症狀　030
1-2 憂鬱症的類型　034
1-3 憂鬱症的高危險群　042
1-4 憂鬱症成因　043

第二章　憂鬱症能被治癒　050
2-1 何謂精神評估　053

第三章　現今的治療　比你想像中的還無效　062
3-1 醫學報告真可信？　064
3-2 藥這麼多，卻擋不住憂鬱　068
3-3 嶄新的方法　072

第四章　憂鬱症與生化獨特性 076

4-1 醫療標記 079

4-2 個人特異性 080

4-3 心靈與大腦是獨立的嗎？ 082

4-4 一個被忽略的早期可能性 083

4-5 精神障礙的曙光 084

第五章　遺傳學、表觀遺傳學與你 086

5-1 胖老鼠和瘦老鼠，遺傳學和表觀遺傳學 090

5-2 如何發展出表觀遺傳變化 091

療癒篇

第六章　用 THE ZEEBrA 的方式來特製個人化醫療 098

6-1 醫療革命的可行性 101

6-2 整合精神醫學 102

6-3 THE ZEEBrA 的方法 104

第七章　T——照顧自己 116

7-1 飲食與憂鬱症 118

7-2 消化與憂鬱症 119

7-3 睡眠與憂鬱症 124

7-4 糖與憂鬱症 133

7-5 壓力與憂鬱症 138

第八章　H——荷爾蒙 140
8-1 甲狀腺與憂鬱症 143
8-2 脫氫異表雄固酮與憂鬱症 152
8-3 性荷爾蒙與憂鬱症 153

第九章　E——除外飲食 158
9-1 麩質過敏與憂鬱症 160
9-2 酪啡肽、麩質嗎啡與憂鬱症 169
9-3 食物過敏與憂鬱症 172

第十章　Z——鋅與其他礦物質 174
10-1 鋅與憂鬱症 176
10-2 銅與憂鬱症 182
10-3 其他礦物質與憂鬱症 185

第十一章　E——必需脂肪酸與膽固醇 196
11-1 脂肪酸——脂肪的原料 198
11-2 膽固醇與憂鬱症 204

第十二章　E——運動與能量 210
12-1 運動科學理論基礎 212
12-2 沒有活力怎麼辦？ 215

第十三章　B——維生素B群與其他維生素 222
13-1 葉酸（維生素 B_9） 225
13-2 維生素 B_{12} 229
13-3 維生素 D 231
13-4 腺苷基甲硫胺酸 SAMe 235

13-5 肌醇 Inositol 237
13-6 維生素 B_1、B_3、B_6 238
13-7 基於您的生理特性檢查和補充 240

第十四章 r——參考腦波圖 242
14-1 「閱讀」大腦 246
14-2 科學支持 250
14-3 改善標記，消除症狀 251

第十五章 A——胺基酸與蛋白質 254
15-1 胺基酸與情緒 258
15-2 胺基酸與憂鬱症 260
15-3 哪種人有低胃酸的風險？ 262
15-4 保持適當胺基酸和蛋白質含量 266

第十六章 建議的檢查 272
16-1 檢驗入門 274
16-2 深入了解 276

第十七章 生化學以外的治療 290

第十八章 禱告與安慰劑 298

第十九章 放下 304

後記 312

打開心靈健康的大門

陳俊欽醫師（杏語心靈診所院長）

當大學同學林曉凌醫師邀請我為本書寫序時，我當真是受寵若驚。等我閱讀完本書時，更是感到惶恐不已：這本書顯然是時下最熱門的功能醫學取向，而且出自世界級權威之手，其重要性不言而喻。而我這麼一個專攻成人心理治療的精神科醫師，每天都在為個案腦中的「軟體」抓蟲（debug），鮮少觸及大腦「硬體」的部份。對於書中所言之功能醫學雖然略有涉獵，但相關知識完全付之闕如：何德何能為這本風雨名山之作為序？

然而，我還是接下這麼一個重擔了，主要是深受書中所流露出來幾個精神深深感動不已：整合觀、功能論與實證科學基礎——這是我在其他相關書籍中未曾見過的，而如今，我竟然在本書中發現了濃厚現代—後現代思想，這讓本書不僅僅是一本功能醫學的應用性書籍，更是超越傳統功能醫學的里程碑！

首先，本書並非「只是」提出憂鬱症另外一種科學性的假設，告訴讀者：是因為這些物質的缺乏導致了憂鬱；而非傳統精神醫學上的「血清素假說」或「正腎上腺素假說」——讀者若以為：本書就是提出了另外一套理論，用「維他命缺乏」「礦物質濃度」等等說法，來取代傳統基於憂鬱症的單胺假說所發展出來的藥物，甚至因而自行購買大量的維他命與礦物質，未經專業指導，就按照中國傳統「缺什麼，就補什麼」，以驚人的劑量去補充，那可真是糟蹋本書的一番苦心。

書中所說的憂鬱種種成因，如果將之分離出來，個別看待，那麼，我們就忽略了作者所要強調的：整合性的觀點——沒有任何一個生活要素，必須單獨為憂鬱負擔所有責任！就如同二十世紀初，在德國興起的 Gestalttheorie Psychology 不斷強調：「整體，大於所有部分的加總」，兩者之間的落差，就是整合性概念中的協調性與意義化——作者想強調「憂鬱，是一種整體要素的共同表現，必須從生活中，用整體的角度來閱讀，才能明白它的意義」，而不只是「很粗暴的給一個活人貼上一張上面寫有憂鬱症三個字的標籤」。從前者的完形觀點來看，憂鬱症這個標籤存在與否並不重要，更重要的是，我們怎麼看待個案的憂鬱？甚至，個案怎麼看待自己的憂鬱？而後者，卻只會不斷的變更藥物與調整劑量，去設計一個注定徒勞無功的解決方案。

我在心理治療的實務工作中，見過不少「不符合診斷要件的憂鬱症患者」；奇特的是——當我告訴他們，就實證醫學的角度，有一分證據說一分話，而我竭盡所能，依然找不到符合憂鬱症要件的證據時；最奇妙的事情發生了：「患者」同意了我的看法，卻緊抓著「憂鬱症」不放。一位「患者」說出了最具代表性的話：「我先生是獨子，他在單親家庭中長大，長期與母親相依為命；婚後，他母親強勢干預了我們生活的每一個環節，但是他對我很好，對小孩也很好，我不想結束這段婚姻。而我有憂鬱症，這是婆婆唯一能夠接受：為什麼我辦不到她那些無理要求的理由。當然，我定期門診後，回家第一件事情，就是把整包藥丟進垃圾桶。」

本書中另一個值得注意的地方，在於列舉了不同憂鬱症與其獨特形式，例如：重度憂鬱症（Major depression）、輕度憂鬱症（Dysthymia）、季節性憂鬱症、非典型憂鬱症等——這並非只是為不同憂鬱症狀進行統計學上的歸類，更是凸顯出現代盲目宣導憂鬱症風潮下，一個重要、卻廣泛被專家、民眾與輿論所遺忘的前題：「憂鬱，必然是一種疾病嗎？」

如果憂鬱必然是疾病，那麼我們就必須追問：為何只有在哺乳類以上，才有出現憂鬱的可能？其次，從生理基礎來看，在長久的物競天擇下，何以憂鬱的基因不至於因為表現劣勢而耗竭？其三，從社會文明的發展來看，何以在分工精細的已開發國家中，民眾的憂鬱感反而上升？

這些問題也許一言難盡，但本書詳細列舉了各式憂鬱的型態，也間接暗示了：憂鬱的存在顯然有其功能，在人類的生活當中，參與並扮演了某種角色，只有當憂鬱失去控制，以某種獨特形式超越社會的秩序（dis-Order），將之辨認為疾病才有其意義。就如：重度憂鬱症的病理性在於超乎尋常的強烈發作；輕度憂鬱症則在於難以解釋的漫長病程；季節性憂鬱症在於與季節的高度相關等等——而「有一點點輕微而且短暫的憂鬱」，那就不應該冒冒失失的給予一個「憂鬱症」診斷，否則，這診斷不但不能指出問題所在，反而會把形塑這憂鬱的背景推得更遠；憂鬱既然來自於生活中，那就該在生活中療癒它。

最後，我還是得說：不管本書內容有多豐富，論述有多清晰，而翻譯之信達雅又如何——終究，得要讀者親自來閱讀，透過專業的詮釋，才能一窺堂奧，得覽百代盛世。於此，我也就該停筆了。當然，另一個通往身心靈健康的故事，才正要開始呢！

喚起整合性療癒學的浪潮

黃培嘉諮詢師（霈思國際心靈成長中心執行長）

療癒，是科學、是醫學，更是一門藝術，一門攸關整合的藝術。

只要曾歷經憂傷、空虛、暴怒，甚至絕望的人都更能體會，人心可以清澈見底，彷彿一條林間小溪，卻也常如大海般深不可測。當晦暗莫測的憂鬱、焦躁向自己襲來，或者受苦的來訪個案坐在面前尋求解答，我們能做的就是信任又謙卑的站在那浪頭上，整合運用一切可能需要的知識、情感與精神力量，一次又一次的護守並堅定陪伴著，直到那浪潮逐漸退去，我們就能在陽光下、沙灘上看著那令人既憂且懼的孟加拉虎離開（註一）。

從經驗自我的深度療癒，到全心投入轉化團體與個人內在動能的這十年，我經常在各種情緒、感觸與人生情節中度過，這些幾乎都跟憂鬱、躁鬱有關。動力精神醫學中所指的治癒，就是這些內在精神驅力的衝突、分裂、接受到整合的過程。但累積數千工作小時後，我能深深體悟到面對龐雜人心的渺小與驚嘆。

人心是那麼複雜、混沌、突發、隨機，充滿著自主性、動態性、適應性與非線性發展。一如複雜性科學（Science of Complexity）與完形心理學所提供的洞見，心靈可被認為是一個開放、複雜與混沌的整體動力系統，它有不可預期性，也充滿自我調節性，這為心靈的治癒提供了契機，也注入極大的變數。

作為一個人類內心複雜世界的療癒工作者，這條道路與蘊含的智慧是無窮無盡的，我逐漸明白療癒的學理與技術固然重要，但遠不及一份永恆的謙卑與簡樸的關切，那是來自於所有人都能被治癒的愛與慈悲，因此整合諸多身心靈治癒因子成為必然。憂鬱，或未有終結，但我們能在浪濤的頂點尋求平靜！

林曉凌醫師與我曾一起探索心靈深處的自己，更是認識多年的好友。在我的眼中，她是個專業、忙碌，但十分溫暖、愛人愛己，且勇於面對深層自我的好醫師，這並不容易。在她的邀請下，我拜讀了她的譯作《療鬱——不吃藥的憂鬱解方》，她說明著翻譯這本書的用心就在整合性醫學治療觀，意即在一個功能整合的醫學視野下，注重所有能幫助患者恢復健康的方式，包括患者的營養攝取、身體環境、身心狀態、生活習慣等，不只是藥物與疾病的單一線性關係，這吸引了我的興趣。

進一步發現，此書作者所強調的「整合精神醫學」是：在我的理想中，未來的精神科診斷，醫師會問你細節，包括飲食，藥物與營養補充食品，也會關心親人的健康，以及生活作息，試圖找出患者憂鬱的原因。透過調整病患整體性的健康，往往能讓疾病痊癒，最後的目標，是創造一個客觀整體的，真正平衡的方法，去減緩憂鬱症造成的困擾。

正是因為回歸整體，而非分離解構，創造了更大的療癒效益，這也是我長年實踐自癒癒人的一個重要關鍵，因此我十分樂意為此書略盡薄力，也祝福林醫師與 Dr. Greenblatt 能嘉惠更多的患者，藉此喚起整合性「療鬱」學的浪潮。

註一：由名導演李安執導，並贏得第八十五屆奧斯卡最佳導演獎的電影《少年 PI 的奇幻漂流》中接近片尾的一幕。

走出憂鬱症的幽谷

鄭光男醫師（光能身心診所院長）

如果您擔心自己可能罹患憂鬱症，周邊親朋好友有憂鬱症的困擾，請細讀這本書。

這本書的作者，是一位在一般精神科門診碰不到的醫師。他清楚說明什麼是憂鬱症、憂鬱症如何診斷、憂鬱症到底是單純神經傳導物質失衡，或者另有其他原因？藥物治療的限制與迷思在哪裡、如何根本治療？以上答案，就是功能醫學。

什麼是功能醫學，熟悉功能醫學的專業醫師，又會如何幫助憂鬱症患者？這本書也有完整的答案。

在二〇〇〇年，我完成了精神科專科訓練，成為精神科專科醫師後，致力搜尋並且了解非藥物治療憂鬱症的根本治療方式，而功能醫學就是我治療的主軸，在臨床的驗證上，我發現功能醫學對於憂鬱症的治療與根本療癒效果上屢試不爽。

這七年多來，透過〈鄭醫師的部落格〉，累積超過兩百萬人次的瀏覽人次，同時分享近年的外國最新研究，幫助大家更了解憂鬱症的根本成因以及非藥物改善，其實有方法，也可以在短期內透過完整的功能醫學治療，幫助當事人根本痊癒，不再復發也真正免於藥物依賴。

欣見本書的出版，除了讓我感到吾道不孤之外，也衷心希望有更多人透過功能醫學的協助，真正走出憂鬱症的幽谷，重見光明。更希望有更多專業醫師透過這本書了解憂鬱症的治療，在藥物治療之外，其實有更完整且根本的治療方式存在，進而學習並應用功能醫學，造福更多人。

導讀

林曉凌醫師（瀚仕診所院長）

身為一個家庭醫學科的醫師，全人的關懷與醫療，是我在醫學院時的追求與嚮往。

在臨床執業的前幾年，我遵循著現代西方醫學所教導的，運用所學習的藥理學幫助自己的病人。但在長期照顧慢性疾病病人，糖尿病、高血壓、心血管疾病、中風這樣的臨床經驗累積中，卻發現藥物治療的效果是有所侷限的，只能控制病情，延緩併發症的發生，卻沒有使得病人的健康情形更佳。

於是我在職進修預防醫學研究以及營養治療，也在這幾年有幸成為功能醫學治療團隊的一員，利用功能醫學、健康管理計畫以及營養處方，幫助更多亞健康的人或受疾病所苦的病人，可以藉由整合的療法使新陳代謝改善，使得血管的內皮彈性改善，以及心臟疾病的危險因子得到控制。

然而精神疾病卻是我一直不敢碰觸的領域，各式各樣的抗精神病或是抗憂鬱的藥物不斷被研發出來，這一向不是我熟悉的範圍。然而臨床上我卻經常觀察到許多病友們在長期使用安眠藥或抗焦慮劑下，記憶思考功能逐漸減退，生活品質日益下降。所幸運用有助神經系統健康的天然營養素，而降低了對安眠藥物的依賴。

兩年多前，我有一位朋友的孩子，高一時被診斷為憂鬱症，但即使接受藥物治療搭配其他自然醫學的療法，卻仍然憂鬱症復發，三年內兩度休學。在家屬已身心俱疲的情況下，徵詢我的營養治療建議。經由問診以及功能醫學的檢查，我發現他有食物過敏與腸漏症的狀況，於是根據檢驗結果為他開立營養治療的處方。幾個月後，他的活力明顯的改善，而在今年，他終於順利完成高中學業而且成為大學新鮮人。這個案例，確實證明，基礎的營養醫學不僅是對生理的完整健康有益，對心理的健康同樣有益。也啟發了我對功能醫學與精神醫學聯結應用的興趣。

數個月前，有幸能拜讀 Dr. Greenblatt 的這本書《The Breakthrough Depression Solution》而如獲至寶，讓我豁然開朗，事實上我們已經在做的功能醫學有很多的內涵，同樣能夠有效的幫助憂鬱症的病人。

Dr. Greenblatt 是 Comprehensive Psychiatric Resources 的創辦人和醫學部主任，這是一家私人的精神科整合醫療中心。他同時在美國麻薩諸塞州沃爾瑟姆市的 Walden Behavioral Care 擔任飲食異常科的醫學部主任，並且是 Tufts University School of Medicine 精神病學科的臨床助理教授。

Dr. Greenblatt 在美國是廣為人知的傑出整合醫療專家，經常受邀至各地巡迴、電視和平面媒體專訪，以他在生物學、遺傳學、心理學和營養學等方面在治療精神疾病時的研究，證實營養介入對精神疾病治療的影響。他的這本著作《The Breakthrough Depression Solution》匯集了他的專業和多年臨床經驗，完整說明如何以整合醫療來治療情緒障礙。

很興奮瀚仕診所與 Dr. Greenblatt 的合作計畫順利推展，更榮幸能負責《療鬱——不吃藥的憂鬱解方》一書的翻譯。在這本書中，Dr. Greenblatt 精闢的整理出 THE ZEEBrA 計畫，完整論述整合精神醫學的臨床應用，從如何照顧自己出發，包括荷爾蒙平衡、如何排除令身體發炎的過敏飲食，以及在營養上可能存在的維生素、礦物質、胺基酸以及必需脂肪酸的缺乏，這都在在的影響了我們的大腦功能。

在各位讀者閱讀這本書的過程當中，我想再次提醒，任何的疾病都沒有一個所謂的神丹妙藥，不可能期待吃了一顆神奇的藥丸，你的疾病就會馬上痊癒。

而最完整全面的健康，是要落實在每日的生活方式管理，以及飲食營養的調節上。個人化的功能醫學，提供科學的、可測量的，個人化的生化代謝、營養方面的資訊，配合個人化的營養處方，顯然是在強調實證醫學的今日，提供一個很好的完整醫療的解決方案。

期待這本書的翻譯，能夠帶給更多的朋友，在精神健康上，以至完整健康促進的道路上面能有更好的選擇。期許，能藉一己微薄之力，讓更多人可以越來越健康，越來越快樂。能夠把這份幸福感傳送給身邊更多認識以及不認識的人，希望能夠落實我這幾年來小小的心願——

把幸福，帶到全世界。

感謝在這本書的推出過程中，所有人的付出與支持，我愛您們！

前言

又一本關於憂鬱症的書？您可能曾經興奮的嘗試某個新療法或新藥物，因為持續鬱悶未解，所以有很好的理由來沮喪和憤世嫉俗，因為你可能還是鬱悶。

我完全了解。我治療憂鬱症患者超過二十年，那時和一些青少年對談，那些自稱「與其和自己的悲傷一起，還不如去死」的年輕人；我曾治療那些——用傷害自己來減輕痛苦情緒的憂鬱青少年，我也曾幫助因憂鬱症而在工作上失能，或是關係上摧殘破壞的成年人。

不過，我還是懇請你再一次重拾希望，繼續閱讀下去。在這本書中，我沒有要宣傳哪一個特定的療法或新藥物。事實上，對於憂鬱症帶來的複雜現象，我並不想炒作任何一種治療方式，即使憂鬱症已經普遍到將很快地（也許就在二〇二〇年）變成全世界失能的主要原因。

憂鬱症有無數的原因，除非治療能夠針對造成憂鬱症的特定原因，否則注定會失敗。

在這本書中，我提供了一個確保個人化治療憂鬱症的計劃方法。

個人化醫療

我們早就知道，每個人在外觀和個性上存在著很大的差異。那麼在生理上的獨特性也應該不難理解，這意味著身體性能不會完全相同。例如，令你的身體處於最佳狀況時，所需要的維生素和礦物質，就和你的母親、父親或任何一個陌生人不一樣。這些生理性質微妙的影響大腦、情緒還有復原能力。

我治療憂鬱症的方法，是採用確實的個人化醫療。正如你的個性和外觀都是獨一無二的，這種方法的基本前提是，造成憂鬱症的因素也是獨有的。

通過辨識和治療這些因素——其中許多是長期以來被傳統治療法所忽視的，可以得到很好的治療。

傳統的治療法是根據各項研究的結果。這些研究成果是藉由大量的統計數據所得出。但是，我們沒有辦法從廣義的統計數據的基礎，來推斷出針對個人有效的特定治療方式。

另一方面，個人化醫療，尋求可能與你的憂鬱有關的所有因素，是一種綜合性的做法，專注於營養、遺傳、壓力、醫療技術，來確保針對您的個人生理特性治療。

個人化醫療的目標是特別為您設計一種治療方法。

為了方便你記住這種個人化醫療的每個部分，我設計了一個記憶法：「THE ZEEBrA」。

第一章開始，我將解釋每個字母代表什麼，但現在這只是一個動物名詞，恰好是我們的各項治療方法字首的縮寫。

從小，我一直對斑馬著迷。我知道斑馬個性敏感而警覺，它們以Z字形移動來避免掠食者攻擊，因為牠們的持續力通常比這些掠食者好。

斑馬有出色的視力和聽力，以及敏銳的嗅覺和味覺。但對我而言最有趣的事情是，每個個體都具有獨特的條紋圖案。對未經訓練的人來說，可能看起來都很像，但仔細檢查後會發現，有些斑馬條紋是棕色的，有些是黑色，甚至還有一些是黑色的斑馬有白色的條紋，每個斑馬的條紋都是獨一無二的。

每個斑馬條紋的獨特之處，象徵著這本書關於憂鬱症所傳達的訊息。雖然在診斷上，憂鬱症有足夠的共同特點被歸為同一種類別，但是每個人的狀況是獨一無二的。因此，想要有效地治療憂鬱症時必須要考慮的，是每個人的疾病因素的特定組合。不能想當然地認為，人就像斑馬一樣有相同的條紋。

我不是有意針對憂鬱症來歸咎到你的過去，或父母，或自己！

我希望你們知道，發生在大腦中的一切和身體是密不可分的。健康的大腦，或者我們可以稱之為心靈，直接取決於身體的健康。許多複雜的因素，包括營養、激素、遺傳、壓力交互影響我們的心智運作和個人對生活事件的反應機制。命運的箭矢將我們釘在這世界上，換句話說，決定我們是精神健康或患有憂鬱症的只有一組因素。

讓我僅舉幾個我在這本書中提及的主要因素。

一、營養

我執業二十多年，看過成千上萬的患者，我相信給予大腦營養是有效治療憂鬱症的基礎。然而，這個簡單的道理往往被忽視。一般醫師通常不考慮營養方面的問題，部分原因是因為他們在醫學院時，沒有學習營養相關課程。根據國家科學院進行的一項研究指出，美國醫學院的畢業生接受的營養培訓課程是不足的。

二〇〇六年的後續調查也得到相同的結論：醫師缺乏培訓，包括了解營養學的重要性，以及諮詢病人營養相關資訊這兩方面都不足。

如果營養在治療憂鬱症以及其他疾病是極其重要的，為什麼醫學界在接受簡單便宜的營養調理上一直是緩慢無力的？有部分原因就是因為它——簡單而便宜！

藥廠的經費，針對有利潤的藥物來進行研究與測試。醫師的辦公桌放滿光鮮亮麗的抗憂鬱藥物宣傳品，我們的孩子所看的電視廣告兜售各項藥品來吸引民眾購買，而這將為這些製藥公司帶來利潤。醫師就從他們閱讀的醫學期刊，選擇他們所熟悉的治療方案。這些藥物（通常是公司贊助的藥物）被認為是標準的治療方案，而且這些研究報告都支持使用這些藥物。

醫學界在營養調理方面一直是緩慢晦暗的。

在某次的研究中，關於向大眾傳播健康創新（health innovations）這個名詞，唐納德貝里克博士講述了一個故事，英國船長詹姆斯·蘭開斯特上尉，於一六〇一年發現檸檬汁可以預防壞血病，而英國政府沒有馬上採取這種簡單便宜的方式。

但二百六十四年後，明確地證實了檸檬汁的有效性，只因為醫師忽略營養調理的好處，並不意味著這些調理措施是無效的。

有種現象稱為「番茄效果」，可有助於解釋醫學界不願承認營養療法的好處。詹姆斯．古德溫博士於一九八四年在「美國醫學協會雜誌」發表了番茄的療效。他寫道：「在疾病有有效的治療時，番茄的療效會被忽略或不被採用，因為對目前公認的疾病機制和藥物作用的理論來說，它『沒有意義』。」

拒絕這種有潛力的有效療法，是因為「每個人都知道它沒用」，在十六到十九世紀，美國人一般認為番茄是有毒的，這是美國人的古早信念。

明白了「人們拒絕接收知識框架以外的治療」的這種信念，即使它存在著矛盾的現實證據，將有助於解釋醫學界對於使用營養調理來治療憂鬱症，為何會受到長期抵制。

儘管如此，我們再也不能接受在憂鬱症的治療上有如冰河般緩慢前進的步調。

憂鬱症患者所付出的成本，不管在喜悅、精力、機會、關係，甚至生命本身，是非常龐大的。醫師應該幫助患者及家屬從長期以來錯誤的假想中掙脫。

二、藥物治療

現代的精神科醫師傾向開立處方藥，而不是先看看病人的營養狀態。每個精神科醫師都有常用的特定藥物，有的可能傾向於百憂解，也有的常用 Lexapro（立普能）。有時第一次的處方有幫助，然而更多的時候，患者的憂鬱症是糾纏不散的。一般說來這時會開另一種藥物，有時還會有第三種藥，常常是用來治療上述第一或第二種藥的副作用。

醫師繼續開更多的藥物，部分原因是因為他們並不完全了解抗憂鬱藥的實際作用，即使看起來大腦中的神經傳遞物質有受到這些藥物的影響。如果這些藥物完全沒有風險，那患者浪費在這一連串試誤的過程只不過是時間和金錢。但是，憂鬱症本身就會帶來風險，受苦時間越長，就越難恢復。

此外，我們可能尚未充分領略處方藥的潛在風險，尤其是針對兒童和老人。認知到過度依賴精神科處方藥的狀況，詹姆斯．沃森博士，這位因為確定 DNA 結構而榮獲諾貝爾醫學獎的得主，敦促醫學界研究和資助重點要放在更深入的了解精神疾病。二〇一〇年的演講中，他堅持認為，我們需要在確認精神疾病的起因上有所突破，並針對基於這些成因所造成的後果來發展相關治療。

有項十分有前景的技術，稱為參考腦波圖（r-EEG），有助引導精神科醫師根據患者的生理特性來選擇處方。作為「THE ZEEBrA」方法的一部分，這是簡單也無侵入性的技術，將在本書中作介紹。這本書將可作為你和你的醫師的指南，提供如何使用該技術將治療憂鬱症處方的有效性大幅提升。

使用營養和代謝測試來評估處方藥的潛在效果，我們可以理解個別患者憂鬱症的特質。只有這樣，才能為病人量身訂製治療。正如我們要知道斑馬身上的每個條紋，才能說我們認識了這頭斑馬。

三、克服污名

即使在今日，儘管公眾教育已經有所進步，精神疾病仍然被污名化。不只是憂鬱症患者，很多精神病患往往生活在內疚和自責的陰影中。我相信這些污名有部分是因為：我們的文化喜歡用這些太過模糊不清的心理學名詞去詮釋所造成的。

一名患者對於一直沒能從離婚陰霾中走出來，而感到羞愧，另一個則對自己花太長的時間從母親未婚生子的遺憾中復原感到悲哀；還有另一個因為自己父親有未確診的憂鬱症，就對自己的復原能力感到絕望。

當然，我們的生活體驗會影響到情緒。我們的基因藍圖是承自我們祖先的禮物，也可能是詛咒，這對我們的健康與疾病的潛在生理特質有一種衝擊力。然而，我們這個個體不是由生活體驗所決定，而遺傳學也不是我們天生注定的命運。

我們的文化乏於關注其他具體的生理學因素，而這些具體因素可能影響憂鬱症，使得病人更容易陷入自責的陷阱。人們通常不會因為被診斷出有麩質過敏，或是血液中缺乏鋅，或低甲狀腺素而感到內疚。

這本書提供指南，來羅列幾組可能感到鬱悶的潛在因素。每個人都有一個獨特的生理特性，所以這本書不能給你治療來終結你的憂鬱。然而，這本書可以為您提供一個工具，來詢問正確的問題。

當你開始解決生理上造成憂鬱症的原因，就會發現恢復的希望、動機和力量。我的一個病人將他的壓抑感比喻成一個黑暗的洞：他身陷其中，雖然有一道延伸的光亮，但是並沒有踏階，令他無力爬出來。

THE ZEEBrA 計畫，將幫助您尋找光明。

但願這本書中所提出的概念，將會是個踏階，讓您了解心理和生理因素如何交織在一起。

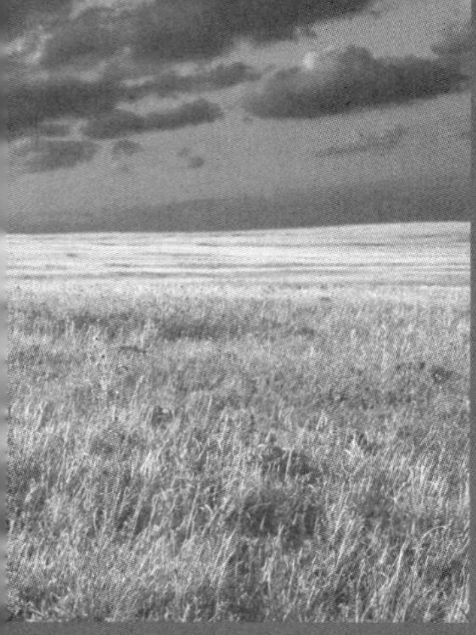

01

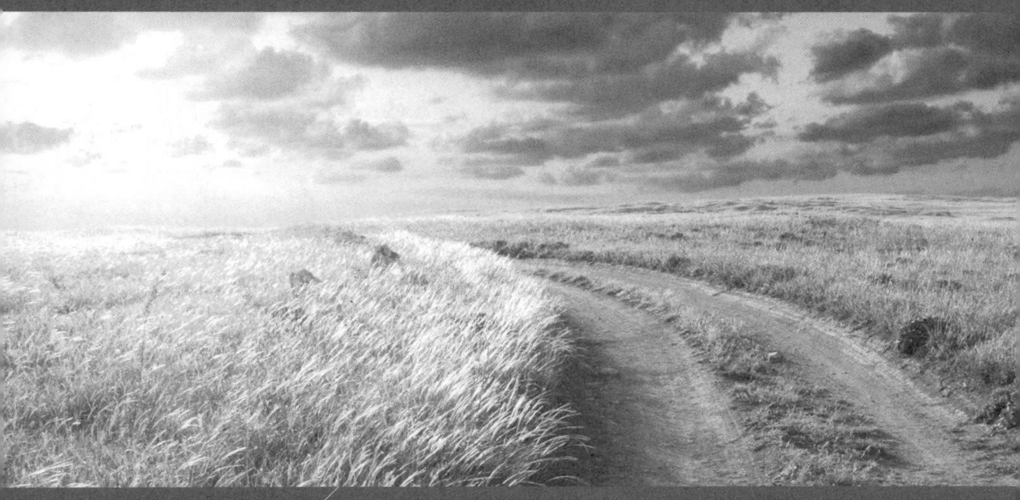

Chapter 1 什麼是憂鬱症

幾乎每個人都曾經有過憂鬱的感覺，這些感覺多半是憂傷，提不起勁、疲勞，有時甚至是絕望。憂鬱（Depression）這個字源自於拉丁字「deprimere」，意思是「往下壓」，不難了解憂鬱的感覺就像有千斤重的東西壓迫著身心。

當遭遇艱難或挫折的情況，例如，所愛的人死亡、失業，或是離婚，很自然地會產生憂傷或是低落的反應。但當無緣由地或是為了不明確的原因產生著強烈的憂傷感，或是憂傷感持續的時間遠超出一般人認可的標準，這種情況就可能形成憂鬱症疾病了。

根據精神健康領域中被視為聖經的《精神疾病診斷與統計手冊第四版》（The Diagnostic and Statistical Manual of Mental Disorders，簡稱 DSM—IV），本章節將介紹幾種憂鬱症的類型，包含症狀及其可能的成因。本章節也可視為憂鬱症的導讀，有助於讀者和醫師及心理治療從業人員進行相關討論，同時協助了解憂鬱症治療被侷限的原因。

1—1

憂鬱症的症狀

情緒低落與憂鬱症，有時候只是一線之隔。

我們可能輕易察覺情緒低落的時候，但是我們怎麼判斷是否深受憂鬱症之苦呢？

目前沒有憂鬱症檢測或是客觀的標準來判斷是否罹患憂鬱症，因為它不像是其它疾病，例如風濕或是關節炎這些疾病是有明確，且可辨視的生理指數以供判斷。而憂鬱症則是因人而異，它的症狀可能同時包含了生理、行為及心理的多重徵兆。某些人的憂鬱症症狀是很顯性的，但有些人則是隱性的，這就造成診斷上的困難。

根據 DSM—IV《精神疾病診斷與統計手冊第四版》，重度憂鬱症的診斷標準為，在至少兩週期間內，同時出現下列症狀五項（含）以上，且前兩項至少出現一項：

- 持續地憂傷緊張或是幾乎每天都覺得很空虛。
- 幾乎每天對任何活動都提不起興趣或是感到無趣。
- 暴飲暴食、暴肥或是厭食、暴瘦。
- 嗜睡或是失眠。
- 疲勞、昏昏欲睡。
- 焦躁不安或是極度遲緩。
- 覺得一無是處或是莫名的罪惡感。
- 自尋煩惱或是鑽牛角尖。
- 經常想到死亡或有自殺念頭。

如果完全沒有以上症狀是否就代表憂鬱症跟你無關呢?那可不一定。

有些症狀雖然不如上述表列明顯地與憂鬱症有關，但它可能反應在生理上，例如，持續性地胃痛；也有可能反應在情緒上，例如，易怒；或者反應在行為上，例如，工作狂。(這些症狀也可能是用以逃避憂鬱的表現。)

所以，若把憂鬱的症狀再延伸一點，可能會有下列這些行為：

- 身體莫名疼痛、消化不良，或是生理上有原因不明的疾病。
- 酗酒或濫用藥物。
- 不停地抽煙。
- 常態性過勞。
- 常常哭泣。
- 每天都提不起勁。
- 粗心魯莽且不顧安危。
- 每天早上很難起床。
- 敏感易怒，懊悔失意。
- 缺乏活力及動力。
- 性慾減低。

•不必要地長時間加班。
•長期失眠。

一談到心理疾病，大多數人會想到憂鬱症，但是，心理疾病有許多面向，需經過複雜的診斷確認，一般人很難自我察覺，所以尋求專業的心理治療非常重要。

在憂鬱症初期，患者大多是因為疲勞，睡眠中斷，或是莫名的疼痛而求診，並非情緒低落。大部份的人會先詢問一般科別的醫師或是醫業從業人員，醫師通常都是根據症狀給藥一段時間後，才會想到轉診至精神科。

在二〇〇九年的研究中指出，一般醫療從業人員給憂鬱症病患的藥物中，六十一%是抗憂鬱劑、六十五%為抗焦慮藥，而專業的心理醫師及成癮勒戒醫護人員的用藥中，抗憂鬱劑及抗焦慮藥卻只佔了二十一%及十三%。

憂鬱症會為生活帶來巨大且深遠的負面影響，我的許多患者，以及身邊的一些朋友，皆如是。根據美國國家心理衛生研究院（National Institute of Mental Health）統計，憂鬱症患者得到心臟病的機率是一般人的四倍，且再次發作及死亡機率明顯增加。

憂鬱患者或許因為工作績效不佳、失業或是與家人朋友不睦、人際關係破裂，也疏於照顧自己，酗酒、濫用藥物，而引發其他疾病或是讓舊疾加重，大大提高了疾病死亡的機率。

憂鬱症是可以被治癒的，如果任其惡化，它會對精神、情緒、生理上造成全面性的危害。

1—2 憂鬱症的類型

在 DSM—IV《精神疾病診斷與統計手冊第四版》中列出了許多憂鬱症的類型，說明如下：

1、重度憂鬱症（Major depression）

本來飲食、睡眠、工作正常的人，出現原先功能的改變。

我曾經有位患者麗莎，踏進我的診所時，穿著整齊的套裝、留著俐落的髮型，看起來專業又幹練，可是眼神卻隱隱透出深層的疲憊。

與她交談後發現，因為丈夫癌症過世，麗莎必須負起撫養兩個孩子的龐大責任，她只有拚命工作，才能維持開銷，也忘記喪夫之痛。但是漸漸的，她早上愈來愈難起床，也完全不想跟朋友來往，吃飯食不下嚥，她唯一想做的就是睡覺，自殺的念頭在腦海中盤旋不去，每天睡前的兩杯紅酒，成為她生活中唯一的期待。直到她會陷入自殺念頭後，她才開始尋求治療。莉莎因過度悲傷伴隨而來的憂鬱，嚴重侵蝕了她的生活。

失去所愛、離婚、殘障、長期臥病、精神或生理創傷、濫用藥物、新手父母及失業都是常見的憂鬱症主要成因。有些人只會有一種，但大部分的人憂鬱發作的原因，會是許多因素的累積，且環環相扣。

我所遇過的重度憂鬱症患者，通常不會只有單一症狀，除了飲食、睡眠與工作障礙之外，有時候連原本的興趣都提不起勁。

但有些遺憾的是，超過九成的人憂鬱症會反覆發作，然而，卻只有五成的人，被確定診斷出憂鬱症而且接受適當的治療。

具體而言，如果符合上節所述的憂鬱症症狀五項以上，且持續超過兩週，那麼就應該思考自己是否有陷入憂鬱的漩渦，並及早請專業人士診斷。

2、輕度憂鬱症（Dysthymia）

「醫師，我其實不確定我是否需要和你說話。」這是我的患者約翰，對我說的第一句話。

表面上來說，他的確不需要來看診，因為他雖然離婚，但是生活正常、規律，每週也都能見到孩子。

但是他總覺得生活中少了一塊，就像氣球洩了氣，空虛、不滿、沒勁，以前熱愛的吉他，現在也興趣缺缺。綜合以上生活狀況，我想他有輕度憂鬱症的可能。

輕度憂鬱症，是一種長期且輕微的憂鬱狀態，通常持續兩年以上，並符合憂鬱症症狀至少兩項，只是較輕微不至於造成生活失能。

目前預估至少有三百萬的美國人，從十八歲開始就深受憂鬱之苦，而有二十%的美國人可能罹患輕度或重度憂鬱症。

然而，過去許多心理學者及研究人員認為輕鬱症的重要性不如憂鬱症，但新研究發現，輕鬱症確實會對社會整體心理發展造成負面影響，研究調查中：四萬三千〇九十三名美國成年人中就有三百二十八人表示他們罹患輕鬱症，且有七百一十二名受訪者被確診罹患重度憂鬱症。

相較於重度患者，輕鬱症患者比較願意接受社福殘障津貼，也比較願意投保社會保險，但比較不願意做全職的工作。輕鬱症已經明確造成個人健康負擔及消耗生命。

輕微憂鬱會無法享受生活樂趣，長期累積下來，身心靈都會受傷，因此，不管心理的困擾有多微小，只要已經不舒服一段時間，真的還是找位專業人士聊聊比較好。

3、躁鬱症（Bipolar disorder）

坐過雲霄飛車的人，一定不會忘記過程中激烈的刺激，令人上癮。只是激烈之後，緊接著是疲憊。如果情緒也像雲霄飛車一樣，可就不好玩了。

三十歲的蘿蘋，情緒變化很激烈，現在開心的飛上天，下一秒卻盪到谷底；開心的時候吱吱喳喳說個不停，社交活動不斷，開車飛快，揮霍無度；但只要有一點點不快，她就變得沈默寡言，食不下嚥、足不出戶，甚至可能好幾天連床都不下。

她的情緒就像是雲霄飛車，刺激，卻疲憊。

躁鬱症（Bipolar disorder）患者明顯特徵是，一下子很憂鬱，一下子卻又狂熱、亢奮。狂躁（Mania）通常會交替出現愉快、開朗及易怒的情緒，除此之外，通常還會伴隨著以下至少三項症狀出現：

- 極度自我感覺良好
- 少眠
- 說個不停
- 跳躍性思考
- 過度縱欲（例如，花錢如流水，亂投資，熱衷於性愛遊戲及冒險）

躁鬱症中狂躁與憂鬱的周期變化，男女罹患機率大致相等，常發生年紀約二十六歲之後，大約有二點六％的美國人深受躁鬱症之苦，患者情緒就像坐雲霄飛車般忽高忽低，自己無法控制。不僅僅會嚴重危害個人生活與社交生活，也許會導致失業或是人際關係破裂、教養失當及財務危機。

4、**產後憂鬱症**（Postpartum depression）

每個母親都覺得自己的孩子是世界上最美的。當第一個孩子出世，二十四歲的珍妮絲，就覺得如此。她盡一切努力，擔心他餓著或著涼，想盡辦法給他最好的一切，那是母親偉大的愛。

但是，當第二個孩子出生，一切卻變了樣。她的愛好像不見了，連抱著他餵完奶都沒辦法，經常放他回嬰兒床後，就看著院子發呆，直到下一次小孩啼哭，她才回神照看孩子。

根據統計，約莫有十%到十五%的婦女可能會發生產後憂鬱症，通常發生在分娩後一個月內。新手媽媽們可能會有無來由的情緒低落、無所適從、內疚自責、焦慮及易怒，對於寶寶有矛盾甚至負面的情緒，可能會持續一年以上。

產後憂鬱症成因非常複雜，一般認為是因為分娩時所造成的荷爾蒙失調。正常的產後情緒起伏最多持續數週，嚴重一點則可能持續好幾個月。

5、精神疾病性憂鬱（Psychotic depression）

世界上最可怕的不是災難，而是心中無限擴張的恐懼。

三十七歲的艾力克斯因父親驟逝，辭去了海外的新工作返家處理後事，喪禮之後的一年，他變得鬱鬱寡歡，終日待在房裡。

漸漸的，他開始疑神疑鬼，覺得被美國中情局（CIA）追查，一外出就被跟蹤，無時無刻都有可能被殺掉。

精神疾病性憂鬱是憂鬱與精神疾病同時發生的複合型病症，患者會有幻覺或是幻聽、妄想、恐懼，或是脫離現實。精神疾病性憂鬱的患者，基本上心理也明白，自己的妄想及恐懼是不切實際的，所以羞愧而躲起來不敢就醫，因此延誤治療。大概只有二十五%精神疾病性憂鬱患者就醫或接受治療。

6、季節性情緒病（Seasonal affective disorder）

人是很容易受影響的動物，尤其是在季節交替的時候。

珍奈特二十歲時，隨著父母從佛羅里達州搬到了麻州，夏天時陽光普照，一切開心、和諧、正常。但是，一過了萬聖節，她整個人就變了樣。整日無精打采，對功課也提不起興趣，想靠吃高熱量的食物讓自己開心一下下，卻只讓自己越來越胖，而失去自信。隨著日照時間愈來愈短，憂鬱情況就愈發嚴重。

季節性情緒病（SAD）是一種嚴重的憂鬱症，發生於季節交替之時，尤其是秋冬兩季（有些人可能會發生在春夏），除了有典型憂鬱症症狀之外，患者還會嗜吃甜食或是澱粉類食物，嗜睡、缺乏活力、離群索居。此病症常發生於高緯度的國家，因為冬天時夜長日短，所以有專家認為發病的原因，多半是因為陽光曝曬過少。

因此，不管會不會曬黑，都別忘了照照太陽。

7、非典型憂鬱症（Atypical depression）

「非典型憂鬱症」，是很常見的病症，雖然叫做「非典型」，但患者中高達四成的人是憂鬱的。

非典型憂鬱症患者通常有以下至少一項症狀：

- 嗜睡
- 嗜吃
- 暴肥
- 四肢沈重無力（在手臂或是雙腿有明顯沈重感或麻痺感）
- 難以忍受被拒絕

與「典型憂鬱症」不同的是，當非典型憂鬱症患者，遇到正向的人事物時，情緒反應會比較正面積極，但是一般重度憂鬱症的病人是不論發生什麼事，他依然非常憂鬱。

8、**雙重憂鬱**（Double depression）

此種憂鬱症是指，輕度憂鬱症及重度憂鬱症同時發生。

9、**次發性憂鬱症**（Secondary depression）

藥物治好生理上的病痛，卻可能傷害心靈。

次發性憂鬱症是一種因使用藥物而造成的憂鬱症，例如，中風，帕金森氏症，阿茲海默症或是過動症，在用藥治療過中產生精神失常，像是恐慌症及暴食症都屬於常見的次發性憂鬱症。

10、隱藏的憂鬱（Masked depression）

身體的某些折磨，有可能是憂鬱症的前兆。

如果身體出現不明原因的病痛（胃痛、失眠、便祕等等），通常我就會考量隱藏的憂鬱可能性。因為醫師需要安排詳細檢查，逐一推敲各種可能的症狀成因後，才能確認是否為憂鬱症，所以此種憂鬱症可能要花上較多的心力確診。

11、治療無效的憂鬱（Chronic treatment- resistant depression）

當憂鬱症持續一年以上，而且病患對抗憂鬱藥及相關藥物，或是對心理療法都沒有效果，這就可被視為治療無效的憂鬱。

1—3 憂鬱症的高危險群

憂鬱症，遠比你想像的還普遍。

全球約有一點二億的人民，罹患憂鬱症。美國國家心理衛生研究院估計美國每年約有一千五百萬名人民為憂鬱症所苦。

如果說死亡是公平的，那我想憂鬱症也是。

憂鬱症發病不分男女老幼，也無關社經地位。憂鬱症不只是成人的專利，青少年或是孩童，也有可能被診斷憂鬱症。根據統計，平均的發病年齡是三十二歲。女性發病的機率是男性的兩倍，有憂鬱症家族病史者，其患病機率是一般人的三倍。

遺傳也是憂鬱症發作的原因之一，沒有接受專業治療的重度憂鬱症患者，有五十%以上機率會發生其它類型的憂鬱症，甚至反覆發病的患者，有高達九十%的機率罹患其它類型的憂鬱症。

全球近七十億人口，未來都必須為憂鬱症付出沈重代價。

接下來的二十年內，憂鬱症將成為先進國家（例如美國）失能疾病排行榜榜首，且是全世界失能疾病第二名。光是美國，預估就必須付出三百億到四百四十億美金來對抗憂鬱症。

如果推算至個人，代價更是難以估算，除了工作收入減少之外，心裡的痛苦，生理上的病痛，情感關係上難以修補的傷痕，都是無法量化的鉅額代價，有些人不敵憂鬱病魔的纏鬥，最後付出了最寶貴的生命。超過九十%的自殺者中，都曾有精神方面的問題或是障礙，其中多半是憂鬱性疾病或藥物濫用。

1—4

憂鬱症成因

醫學界相信，憂鬱症是因為一連串的想法及觸發事件而引發，但越來越多的研究指出，憂鬱症的形成原因超乎想像地複雜，很少只因為一種因素，就引起憂鬱，比較像是一連串的生理、基因及心理的生物化學反應結果。

生物化學反應

憂鬱症患者的大腦，與眾不同。

透過腦部斷層掃描，可看出憂鬱症患者的腦部活動中，情緒調節、行為、食欲、睡眠及思考等區塊，明顯和一般人不同。

可能是因為腦中的化學物質（神經傳導物質），比例失衡所引發的，尤其是血清素、正腎上腺素及多巴胺的比例極為重要。血清素濃度過低容易造成睡眠問題、暴食症、易怒等問題；正腎上腺素過低時，則會引起情緒低落、疲勞感；如果多巴胺濃度失衡，會引起許多生理問題。

為何神經傳導物質濃度會不平衡呢？常見的原因有二：

1、因為身體分泌不足，缺乏胺基酸、維生素、礦物質等輔因子，造成身體無法自行合成神經傳導物質，而影響情緒。

2、也可能是因為傳導物質消耗過快，還有其它複雜的機制造成濃度過低。

綜合以上因素，憂鬱症患者的神經傳導物質就此失衡，因而產生許多情緒問題。

生理因素

人在生病的時候，特別憂鬱。

在治療疾病的過程中，憂鬱症往往隨之而來。罹患某些特定疾病的病人，特別有較高的比例同時併發憂鬱症：

1、三至五十％的癌症病人

2、五十至七十五％有飲食相關障礙的人

3、二十至四十％曾發生過心臟病的人

4、十至二十%有愛滋病毒感染的人

5、五十%患有亨丁頓舞蹈症(Huntington's Disease)的人

6、三十%受苦於慢性疼痛的人

7、五十%患有帕金森氏症的人

8、二十五至五十%曾中風過的人

9、六十%有失能性耳鳴的人

10、二十七%有藥物濫用傾向的人

11、三十至三十五%患有阿茲海默症的人

此外，憂鬱症常伴隨著焦慮症候群、尼古丁成癮。研究也發現憂鬱症病患，較可能罹患第二型糖尿病、阿茲海默症及心血管疾病。

坊間現在有各式各樣的藥物，也可能是誘發憂鬱症的兇手，包含精神科用藥、抗組織胺、避孕藥、降血壓藥、抗發炎藥物或是類固醇等都可能有相關。

其它不良的生活習慣，像是缺乏運動，攝取太多精製的糖或碳水化合物；營養不均，胺基酸的失衡，缺乏生物素、鈣、銅，及維他命B和C、葉酸、鐵、鎂、鉀，也會造成憂鬱症。

過度活躍的免疫系統：主要的生理因素

生病行為是身體面臨感染時的正常反應，會產生疲勞、嗜睡、注意力不集中、提不起勁等症狀。有趣的是，生病行為與憂鬱症有許多症狀是相似的，可以推測憂鬱症與免疫系統的過度活動有關聯。

在長期感染或是受傷的過程中，身體會釋放一種叫做促發炎細胞因子（proinflammatory cytokines）的化學物質，它會造成神經傳導物質的改變而引發憂鬱。促發炎細胞因子持續刺激神經傳導物質釋放之後，就會造成神經傳導物質的缺乏。

最近研究發現，病人促發炎細胞因子濃度的變化與重度憂鬱症有關。多篇研究指出，濃度過高或過低的促發炎細胞因子的情況，都出現在憂鬱症病人身上。

其中一項研究中有二十三個憂鬱症患者及二十五個健康對照：在住院期間，憂鬱症病患身上促發炎細胞因子（包含 IL-2, IL-12, and TNF-alpha）的濃度明顯偏高，而抗發炎細胞因子濃度則偏低。

經過使用樂復得（Zoloft,sertraline）治療八週之後，促發炎細胞因子 IL-12 有顯著地減少，而抗發炎細胞因子在 IL-4 及 TGF-beta1 有明顯增高。

這篇研究及其它研究都支持：過度活動的免疫系統會造成憂鬱症的論點。

當病人出現憂鬱症時，免疫系統的角色是需要被列為評估的。許多憂鬱症的治療都強調於修復神經傳導物質的失衡，但其實這些神經傳導物質的失衡，可能是因感染或受傷而造成的發炎反應所引發。

荷爾蒙的影響

荷爾蒙分泌也跟憂鬱症有關。一般來說，青春期少女罹患憂鬱症的比例低於同時期的男生，但是一旦長大成人，女性罹患憂鬱症的比例就很快地超過男性。

以女性而言，短暫的情緒低落，會發生在月經週期前七到十天，稱為經前症候群；也可能出現在分娩後的頭十四天中（產後情緒低落）。憂鬱也是更年期的症狀之一。

以男性而言，雄性荷爾蒙(testosteron)也和憂鬱症有關，在憂鬱症患者中可發現睪固酮激素（testosterone）濃度過低，一般的抗憂鬱藥對於他們是起不了作用的，此時適當補充睪固酮激素可以改善憂鬱症。

基因

研究指出，如果祖父母或父母有憂鬱症者，有這樣家族病史的人比較容易罹患憂鬱症，機率是一般人的三倍，本身的健康狀況也容易出問題，為什麼呢？基因是最大成因。因為焦躁或是神經質的人格特性，可能會遺傳給下一代，這些特質與憂鬱症息息相關，所以發病的機率，就比一般人高。

心理因素

高度壓力或是創傷，可能是憂鬱症發作的元兇。至親好友逝世、身體殘缺、長期臥病、車禍、失業、失去個人夢想或目標等等重大挫折，會讓心靈備受煎熬，容易產生負面思考，容易有憂鬱症傾向。

老化也是另一個原因，大約有十六%的老年人受憂鬱症之苦，有些人是人生中第一次得憂鬱症。在我輔導的年長者經驗中，他們可能因為經歷多次喪親喪友之痛，離群索居、長期臥病，收入減少，或失去自主能力，吃得少及吸收不良而造成營養不足，這都會增加罹患憂鬱症的風險。

但是，即使憂鬱症自殺隱憂相當危急，相關治療的資訊卻缺乏得令人吃驚！加拿大曾做過大型研究，將近二分之一的病患想過自殺，其中卻有四分之一的病患不曾接受任何相關的協助。大約有百分之十五的憂鬱症病患，在自殺前終其一生沒接受過治療。

醫師相談室

憂鬱症與自殺：現況與事實

自殺已經名列美國死亡原因的第八名，每年約有三萬兩千名美國人自殺，其中，約超過三分之二的自殺者都是因為憂鬱症造成的。

· 雖然女性被確診憂鬱症的人數是男性的二到三倍，但男性憂鬱症患者自殺死亡人數，是女性憂鬱症患者的四倍。

· 在重要紀念日的前後，因為高度緊張及壓力，如果加上酗酒或是濫用藥物，以及被忽視或不當對待，都會增加自殺的可能性。

· 任性衝動，家族有精神疾病病史、濫用藥物、分居、離婚或是有經歷過家庭暴力者，都是增加自殺風險的因素。

· 但是，即使憂鬱症自殺隱憂相當危急，相關治療的資訊卻缺乏得令人吃驚！加拿大曾做過大型研究，將近二分之一的病患想過自殺，其中卻有四分之一的病患不曾接受任何相關的協助。

· 大約有百分之十五的憂鬱症病患，在自殺前終其一生沒接受過治療。

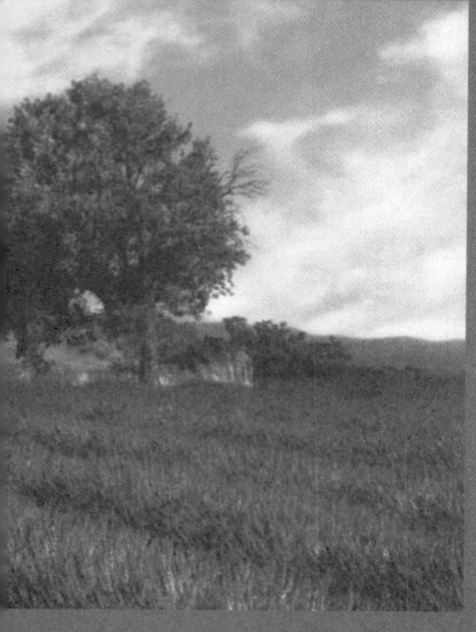

02

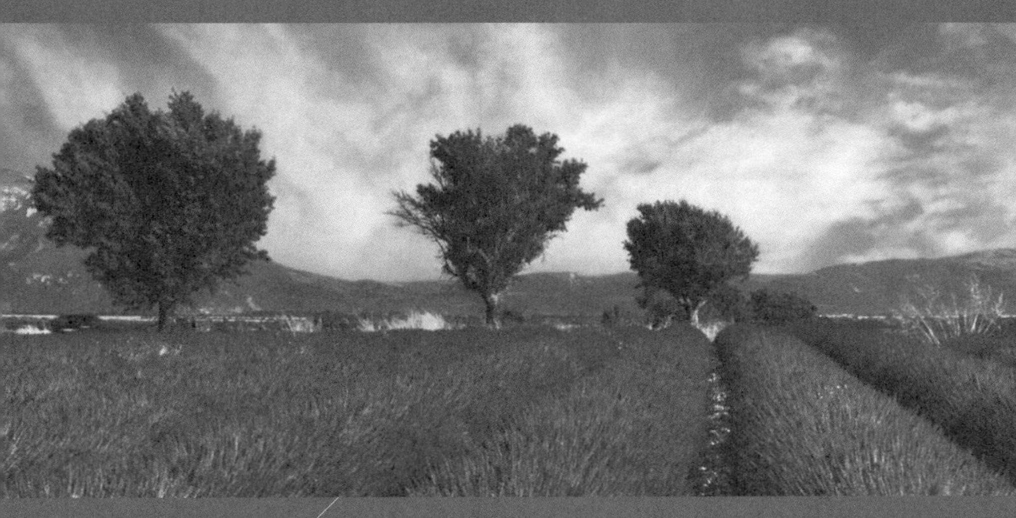

Chapter 2 憂鬱症能被治癒

憂鬱症，會扼殺一個人的生活。

根據統計，單單在美國就有一百五十萬人受憂鬱症影響，但目前憂鬱症的標準療法，僅能讓三十三％的病人痊癒或幾近復原，而約莫有七十％的病人會再復發。

今年二十歲的蘇珊，從十二歲起就受到憂鬱侵擾，八年過去，她嘗試過八種不同的藥物治療，卻不見任何緩解跡象。

哈羅德，一位二十六歲的有為青年，中學時憂鬱就找上他，便開始與病魔纏鬥。他曾二度自殺、四次因重度憂鬱症而被送就醫。因此，即使他天資聰穎，也無法完成大學學業。

梅蘭妮早晨的第一件事，就是生氣，對為什麼要起床生氣，對她的二個小孩及丈夫感到生氣，接受憂鬱症治療多年，也嘗試過無數種藥物治療，卻都沒有效。

以上這些故事，還只是冰山一角。

有更多人的生活，被憂鬱摧毀，試過無數種方法卻無力挽回。

憂鬱症是個普遍且難以解決的問題，我們眼見憂鬱症是如何破壞著我們、家人們，以及正與憂鬱症奮戰著的朋友們的生活。我看診已經超過二十年，病人們訴說著病情，這讓我清楚地知道，目前對憂鬱症的療法仍然十分有限。

2—1

何謂精神評估

要評估一個人的精神程度，一直以來都是個難題。已經有許多學者發表文章討論，要判定憂鬱症，無法用艱難冗長的研究報告來下定結論。

試想，如果您是位憂鬱症病患，被長期的睡眠問題、焦慮、疲憊所困擾，正坐在精神科醫師的診所中，會發生什麼事？

您可能會注意到，這不是一般的診間。沒有聽診器，沒有量血脈壓帶，沒有其它醫師用來精準測量病人狀況的儀器；取而代之的是，二張舒服的椅子，一盒面紙。醫師顯然沒有要「測量」您的意思，雖然坐在您對面的精神科醫師，都是大學畢業，又經歷四年醫學院的研習，並且在精神科醫學上有至少四年以上特殊訓練的專業醫師。

但是這樣特殊的情境，仍可能令您緊張。

「今天來是為了？」醫師坐了下來，也請您找張椅子坐下，想聽您說說「感覺」。

但是，您可能會因為不確定該從何說起，而更緊張。

您簡短說出幾個狀況，包括：失去興趣，常常敏感想哭泣，容易憤怒，疲倦，睡眠狀態不佳，而且覺得自己一文不值。醫師把這些症狀寫下來，並整合其他資訊，然後診斷，結束。

不過短短半小時。

不到三十分鐘的訪談，就可以判斷憂鬱症？精神科醫師如何可以根據對談，而不是根據客觀準則來做出診斷？

靠的是一本厚厚的 DSM—IV《精神疾病診斷與統計手冊第四版》。

翻開精神疾病診斷與統計手冊，在重度憂鬱症章節，列出了以下症狀：

- 幾乎每天都會感到心情低落
- 明顯減少活動的興趣
- 明顯體重減輕（在沒有節食減重的情況下）或是體重增加
- 睡得比以往來得少或是失眠
- 整天感到疲倦
- 自我價值低落或是沒來由的罪惡感
- 注意力難以集中或是難以下決定
- 思考死亡或是嘗試自殺

如果以上情形皆有發生，醫師便可直接做正式的診斷為重度憂鬱症。

也就是說，只要患者的情況與「精神疾病診斷與統計手冊」所列的症狀相符，醫師便可直接診斷病人的病情。例如，躁鬱症不同程度有不同狀況；重度憂鬱症至少有一段期間的狂躁症狀（異常興奮、爽朗健談、易怒，伴隨著自我膨脹感，高談闊論，以及注意力不集中）；產後憂鬱症會自信心不足，感到罪惡感，或是隨著嬰兒的出生而感到莫名的焦慮；而嚴重憂鬱症的還會可能會出現幻覺及精神不安。

要診斷精神疾病真的很複雜！醫師需要聚焦確切的症狀，好做出診斷。這是好事。然後討論關於適合的治療方法。

關於那些在「精神疾病診斷與統計手冊」所列症狀清單……

當精神科醫學已發展成為一個專業醫學領域時，有明確的診斷分類是必要的，如此才可以探討及研究患有心理疾病的病人們所忍受的困難。

但是精神疾病因人而異，如何精準定義？

一九五二年，由美國精神科協會出版了第一版精神疾病診斷與統計手冊，描述了一百〇七種精神障礙。但是，卻只有少部分的專業人士參與這本診斷心理健康的統計手冊。

難道診斷就這麼簡單，只要符合症狀就是精神病？精神疾病診斷與統計手冊所列示的各種精神障礙症狀，都僅只是專家們的主觀意見，因為沒有任何客觀方法去定義精神疾病，沒有細菌檢驗、沒有驗血測試，或是其它可以判定精神疾病存在的檢驗，所以能表達的有限。

一九九四年，出版了第四版的「精神疾病診斷與統計手冊」列示了三百六十五種精神障礙症狀，將種種精神疾病納入近三百種不同的類別中，是第一版的三倍！

為什麼會差這麼多？難道，更多的精神疾病出現了？還是我們已極端地把每一個小問題，都當作是有精神疾病？

重度憂鬱症與沮喪真的有差別嗎？非典型憂鬱症真的完全不同於一般的憂鬱症嗎？現在的世界，真的有這麼多不同心理疾病的分類嗎？沒有人真的知道。

不斷擴展的診斷方法及分類，成了精神科醫師診斷的挑戰。

第五版的「精神疾病診斷與統計手冊」已經在二〇一三年五月出版。除了引進新的診斷方法之外，還更改目前的診斷方向，更動症狀如下：

- 情緒失調紊亂伴隨焦慮
- 暴飲暴食
- 過度縱慾
- 囤積狂
- 腳部躁動症
- 戒斷大麻
- 尼古丁上癮
- 酒精上癮
- 經前不悅症

DSM 是有效的工具，儘管它有其主觀性。不過它讓心理專家能將病人的情況分類，如此他們可以更清楚的知道，病人正在面臨什麼樣的困難，同時它也提供了討論病人用的統一標準語言。

問題是，DSM已經從一本諮詢精神疾病的參考書，變成一本最多精神科臨床醫師做為診斷和治療的聖經。結果，不知什麼緣故，每一個病人的症狀都會與DSM上所列的症狀一樣。

當精神科醫師根據所受過的教育知識，與DSM上所列出的症狀做診斷比較時，會是雙重主觀判定。

除此之外，再搭配其他研究工具，可以了解病人身心靈的改變，例如睡眠問題、情緒問題及其嚴重程度。

但是，這些新穎工具、準則，真的能夠精準判定精神疾病嗎？誰來決定判別標準？再過個幾年，又會有什麼樣的改革？沒有人知道。

評估報告中少了什麼？

有許多精神疾病的成因，在書中是找不到的。

精神科醫師通常不會問，在患者的家族中（包括自己）是否曾經有內科病症或異常生理徵兆？因為，研究中並沒有提到日常食物和環境對病情的影響，也沒有提到要檢查病人營養健康狀態，及荷爾蒙指數，也沒有提到過敏原也有可能影響病人的心情，造成憂鬱症。

只有極少數的精神科醫師，會拿聽診器探測病人心跳、測量脈搏、視力、皮膚狀況或者其他生理不適，顯示精神科沒有注意到，生理異常也會影響心理。

對精神科醫師來說，身體各部分是分開的，頭腦是頭腦，身體是身體，但是事實上，生理和心理卻是息息相關。

醫師不了解這點，就只能盲目用藥。

黑暗中摸索用藥

因為沒有對症下藥，所以藥吃再多，病也不會好。

其他專科醫師，如內科醫師、胃腸科醫師及其他藥學專家，可以從客觀檢測中，了解病因，然後用藥讓病人恢復健康。但是，憂鬱症不是從病菌感染或腦細胞異常而產生，精神學家沒有客觀方法得知病人的病因。

雖然遺傳會影響憂鬱症發作，但是後天原因影響更大。腦內化學激素不平衡，也會出現和憂鬱症徵兆，但從未有人證實，這些現象直接觸發憂鬱症。

所以精神科醫師只能在黑暗中摸索，如何對症下藥，根據病人反應調整劑量，期待病情會根據每次的調整逐漸好轉。

大部分的精神科醫師，會依照自己的習慣及喜好開藥給病人，有些喜歡較舊的處方如 Zoloft（樂復得）或 Prosac（百憂解），有些則偏好新處方像是 Cymbalta（千憂解）或 Remeron（樂活優）。不管怎樣，病人吃的藥都不只一種。

研究顯示，五十九點八%的病人，走訪精神科會診室後，都會帶回兩種以上的處方，甚至有三分之一的病人，獲得三種以上處方。

如果藥方不能改善病狀，醫師還會開新藥。意思就是，醫師會不斷嘗試各種藥方，直到看到治療效果。混雜給藥的情形時常發生。

不到半數的病人，在第一種藥方獲得改善後，大多數卻還會換第二種、第三種藥，即使那些藥無效。

正確的處方

傑森是一位四十歲的律師，在遇到他的時候，他嘴角下垂，無精打采，很難想像以前在法院，侃侃而談的神情。

他因為慢性憂鬱症而成為障礙人士，無法工作，所有的時間都用來做一件事：看診吃藥。醫師開了十五種處方簽，加上電療卻都無法改善，因此毀了大好前途。

但是，我仔細診斷後，發現是因為乳糖不適所引起的憂鬱，在徹底調整他的代謝情形後，他慢慢好轉，現在可以正常的回到工作崗位上了。

藥物的發明，的確使得人類病狀減緩，增長壽命。在我實習的期間，我見過許許多多因為藥物的幫助而重拾健康人生的病人。

但是，治療憂鬱症的藥物並不是想像中的那樣完美。大多數藥物「治癒」的病人，其實並沒有痊癒，三分之二的病人曾接受所謂有效的藥物治療，卻受副作用所苦，十二%重度損傷，四%遭受極重度損害。服用藥物，即使症狀減緩，生活各方面還是不時承受憂鬱症所累。

抗憂鬱藥物並不是特別有效，雖然「1987—2004的藥學研究」記載，九十四%的病人皆在療程後有明顯改善，但是美國食物與藥品部門登記的約三分之一不成功案例從未公布，所以實際上改善的比例是五十一%，這也顯示約莫半數的療程都僅是安慰劑的功用，對治療病情沒有幫助。

我見過許多各年齡層抗憂鬱症不成功的案例，儘管持續用藥，病情還是因低迷的情緒、擾人的感覺和身心疲憊影響而不見好轉。

抗憂鬱藥物有效與否，極有可能是製藥公司銷售的一種說法，在第三章會談論更多負面影響。

克服現前治療方式的短缺之處

簡而言之，憂鬱症治療仍面臨幾個問題：

- 造成憂鬱症的原因，是大腦中化學物質變異？還是單純的心理障礙，與病人的身體狀態無關？判斷尚有困難。
- 醫學上可以將憂鬱症分為不同類型，但無法正確找出原因，只能隨機的使用幾種處方藥物下藥。
- 治癒率低，即使病情改善，也常常產生副作用。

但是現今在醫學，往往將憂鬱症治療的失敗歸咎於病人，只要打上「治療失敗」和「出現抗藥性」

等字眼，一切就都是病患的問題。但是，如果病人已服用處方藥卻仍未改善，究竟是誰失敗了呢？

我相信讓憂鬱症病患走出黑暗的日子，終究會來。

過去，精神病在心理治療與藥物治療之間搖擺不定，但是現在，它已經被製藥業劫持了。許多精神科醫師似乎忘記了，醫學院學到的基本生物化學，作為醫師，目標是找出造成精神疾病的原因，加以治療，以減輕患者的痛苦，而不是一味的開藥。

我的許多精神病學同事，已經接受了一個純粹的藥理模型研究，當治療效果不彰時，他們就調整劑量或更換藥物，或加上第二種，甚至是第三種藥物。藥物越多，用藥的副作用也伴隨出現。

有越來越多的患者，明白服藥的危險，但另一個極端也出現了，一些醫師們完全拒絕所有憂鬱症藥物，鼓勵病人使用維生素和草藥代替。

患者進退兩難，憂鬱症不能在一般檢查時驗出，卻是生命一大威脅，奪去了生活的美好，甚至導致殘疾。

根據世界衛生組織統計，憂鬱症已成為全球第四大疾病。我們還可以做得更好，只需要正視憂鬱症不是「只存在腦袋裡」的疾病，各種身體激素與心理狀況都需要調整。

為了真正有效治癒憂鬱症，世界需要研發合併傳統藥理科學、營養學及補充療程的綜合治療方法，且必須經過科學驗證，以各症狀細分之處方取代單一處方治療多症狀的方法。不僅維持藥物控制病情，也增強營養及改善代謝失調，才是對症下藥的方法。

03

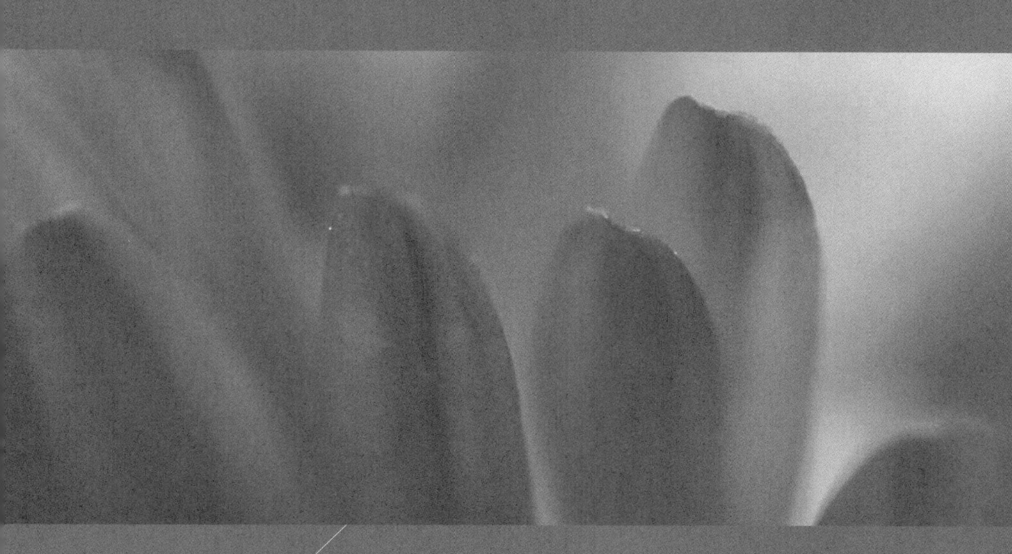

Chapter 3 現今的治療比你想像中的還無效

目前的憂鬱症治療，我想還有許多值得討論與修正的地方。因為，有高達七成的患者，憂鬱症會復發，就現在的治療方式，無法有效地幫助他們。

但是，翻開哈佛、耶魯、史丹佛、梅約醫學中心，及其它在全球享有盛譽的大學及研究機構、醫院，卻看見大量的書面研究報告，證實抗憂鬱劑有治療效果，不少學者也指出，藥物可以有效治療憂鬱症。

這些研究錯了嗎？不，只是需要探究研究背景，了解是否真的可信。

3—1

醫學報告眞可信？

藥廠的資助減低了報告的可信度

在美國，每年有數十億美金，花在精神疾病藥物的研究及臨床測試，來證實藥物有效，但大部份的研究資金，卻是由製造相關藥物的藥廠所資助。

或許有人會問，這樣的制度應該是合理的，藥廠透過實證研究，證明他們的藥物安全有效，有何不可呢？而且，消費者也應該要求藥廠必須提出證明，不是嗎？

沒錯，乍看之下是合理的，藥物研究非常昂貴，從支付研究者及實驗室相關硬體設備，還要招募臨床實驗的受試者，到需要統計學者來處理所有數據，需要花費數百萬美金。政府和學院並不樂意把錢花在調查未被證實的藥物上，所以這樣財務資助的重擔就落在藥廠及藥物公司身上。

但是藥廠這樣的作法，其實是球員兼裁判。但藥廠及藥物公司並不以為意，因為簽署支票的同時，也賦予他們控制研究結果及後續研究發展的權力。

研究者接受藥廠金錢資助，如果這些研究結果讓藥物看起來是有效的，則可讓這些藥廠賺進高達數十億美金的鈔票，生意人，增加銷售業績的動力，大過於研究實證精神。

業界普遍性的問題

根據二〇〇八年新英格蘭醫學期刊（The New England Journal of Medicine）指出，大約有三分之一不成功的抗憂鬱藥實驗，被提交到美國食品藥物管理局（FDA）卻從未被發表。

雖然在一九八七年到二〇〇四年，發表的醫學文獻及臨床實證中，約有百分之九十四證實抗憂鬱藥具有正面且有效的結果。但是因為未把失敗實驗列入評量，期刊的可信度就下降到百分之五十一。因為選擇性的公佈，藥廠及藥品公司誤導醫學界及社會大眾的認知，相信抗憂鬱藥的效用遠大。

美國 FDA，試著建立資料庫與註冊系統，來保護與對抗這些廣告，並為用藥安全把關。一九九七年，國會立法通過，讓一般大眾可以接觸到正在進行臨床實驗的醫學研究，藥廠及藥品公司，必須登記所有用於取得 FDA 藥物許可的臨床實驗及研究。

資料庫網址（www.clinicaltrials.gov）創建於二〇〇〇年，主要是用來代管公眾藥物資料；在二〇〇七年通過的美國食品藥物管理修正法案（the Food and Drug Administration Amendments Act）規定，在完成研究的一年內，都必須更新受試者情況及研究結果，如果研究報告還在 FDA 的檢查過程中，則可延緩至二十四個月內更新。

這項變革，或許對醫療廣告問題有所幫助，但還無法解決藥物研究的財務困境。

「財務矛盾與利益衝突，在生物醫學研究中是非常普遍的。」這句話，來自哈佛醫學院麻州綜合醫院（Harvard Medical School's Massachusetts General Hospital）的研究者。

的確，研究者身負找出真相的責任，卻也背負著各種利益衝突，為了得到資助，而壓制負面的研究結論，導致結果偏差。

耶魯大學醫學院的三人小組調查結果，也得出類似的結論：當科學研究與金錢扯上關係，一切就不單純。結果發現，受僱於執行藥廠的研究案，比較容易有正面結果，因為如果藥物通過實驗，會為藥廠帶來利益巨大的財務。

哈佛醫學院的研究人員也說，二〇〇五年出版於美國精神醫學期刊（American Journal of Psychiatry）的研究報告，受僱於藥廠及研究者有利可圖的研究，是無利益關係研究的四點九倍。

我想，醫藥研究人員也想致力找出最好的治療方式，只是身不由己。所以很多研究證明，藥物效果優於安慰劑，但實際上卻未必。

當金錢進入到研究計畫，理想及願景就煙消雲散。

我們吃的藥真的有效嗎？

吃藥有沒有效？是病患最關心的。

精神疾病的藥物，就像所有的藥物一樣，已經被過度販賣，如果讀過數千篇出版的精神疾病藥物相關研究，就可以知道藥物在某些情況下是有效的。

但就如同上節所述，很多研究的結論顯示無效，卻被刻意隱瞞，沒有人知道，所以很難全盤了解藥物的功效與副作用。不過可以確定的是，這些「被埋藏的研究」很可能不怎麼有效，不然就是完全無效。

少數的學者和醫師，已經了解，依靠藥物治療憂鬱症，效果有限。二〇〇一年英國精神學家喬安娜莫奎耶夫，出版了一篇研究，大膽地指出「沒有任何證據顯示，抗鬱藥增加就能減少憂鬱症」，換句話說，愈來愈多憂鬱症患者接受治療，但整體情況並沒有改善。

十幾年過去，這句話依舊成立。

在二〇一〇年美國醫學協會期刊 JAMA（Journal of the American Medical Association）的一篇報導中指出，抗憂鬱藥對於症狀輕微的病患，效用跟安慰劑差不多。儘管吃藥被認為是「憂鬱症的最佳治療方法」，但是已有研究發現 Paxil（SSRI, 台灣常用 Seroxat 克憂果）and imipramine 並無法客觀地減緩輕度、中度及重度的憂鬱症患者的症狀，也就是說，藥物雖然可以降低漢氏憂鬱量表（HDRS，Hamilton Depression Rating Scale，這是一種評估憂鬱症嚴重程度的測驗），但減緩程度太過輕微，對於病患日常生活起居，幾乎是沒有幫助。

抗憂鬱藥只有在非常嚴重的病患上，也就是在漢氏憂鬱量表，分數為二十五分以上的病患，才有顯著的效果，對一般人來說，抗憂鬱藥跟安慰劑的效用一樣微弱，甚至是沒用的。

而事實上，有七十％的病患的漢氏憂鬱量表低於二十二分，任何抗憂鬱藥物跟安慰劑並無分別，但是，大部分的醫師，卻要他們吃藥。

憂鬱症藥物，對於百分之七十的病患來說，是沒有用的。這是多麼巨大的醫療浪費與傷害。

3—2 藥這麼多，卻擋不住憂鬱

精神醫學學者——羅伯特．惠特克（Robert Whitaker）所著的新書《流行病學解析》（Anatomy of an Epidemic），在審視了五十年來各大重要的精神病理研究報告後，揭露了相當震撼的祕密：

沒有服用抗憂鬱藥的人，比有吃藥的人復原得還好！

一九七〇年代，在第二代的精神疾病藥物 Prozac（百憂解，這是當病患的憂鬱症症狀很輕微時，所使用的藥）還沒出現時，大多數的輕中度憂鬱症病患，在經過數個月的治療即可恢復健康，與下一次發病可能相隔數年。但現在藥物的選擇越來越多，醫師幾乎是立即開藥，病患復發的頻率，卻是越來越短。惠特克認為，藥物會讓病患長期性不斷復發憂鬱症，只能終身吃藥。

數字就是證據。

一九八七年，美國約有一百二十五萬人因為精神疾病而失能，但現今卻暴增三倍，到達四百萬人。如果吃藥真的有效，為什麼在二十年後，憂鬱症的人數反而增加了三倍？而且在這二十年間，又有無數種宣稱有神奇療效的憂鬱新藥上市，精神失能的孩童的人數從一萬六千人激增到六十萬人？

這樣的數字，應足以讓每個人思考：吃藥，病就會好？

惠特克仔細考究文獻發現，大約只有百分之十五的憂鬱症病患，因長期的藥物治療而痊癒，另外百分之八十五的病患則身陷長期性憂鬱症中，不得好轉。憂鬱症治療早已揚棄了早期隔離的治療方式，以避免情感失能，但藥物治療深入發展的後果，會造成患者認知衰退。

最大的問題在於：幾乎所有針對藥物依賴的研究，只有短期的追蹤（大約六週）。的確，藥物可以立即解除一些症狀，但依賴性的問題需要數年甚至是數十年的長期觀察，並不是短短六週就可以下定論的。目前就我所知，只有寥寥數篇是長期追蹤的研究，且結論都建議患者最好不要服用藥物，但是，單靠目前僅有的幾篇研究，我們對於用藥知識還存在著有很大的斷層。

藥物副作用

海瑟是位二十三歲的年輕女性，原本應該是健康、美麗、充滿自信，卻因為服用抗憂鬱藥物，身材肥胖，導致心情低落。在第一次和我見面就說：「我不會再吃任何害我變胖的藥了！在吃藥後，胖了三十磅！」

四十八歲的吉姆，身受憂鬱之苦已經超過十年，原本擁有和樂的家庭，也因為服藥後產生副作用，浮現出許多家庭問題，他嘆著氣和我說：「有時候我不知道憂鬱症及副作用哪樣比較糟，我完全失去了性慾，和太太之間的問題也變得更加嚴重。」

在我研究、治療憂鬱症等精神疾病這麼久的時間裡，看過無數病患因服用藥物，而產生後遺症，簡單整理常見情況如下：

- 亢奮
- 勃起困難
- 焦慮
- 疲倦
- 視線模糊
- 失眠
- 便祕
- 骨質疏鬆症
- 性欲減低
- 噁心反胃
- 暈眩
- 心神不定
- 口乾舌燥
- 體重增加

有些副作用很容易就可以解決，例如噁心反胃，只要吃完東西再吃藥，或是少量多餐都能夠減緩；但有些副作用，像是體重增加、性慾減低或嚴重便祕，就是比較複雜，還需要借助其它藥物以及大幅調整生活型態，才能好轉。而且，精神科醫師除了開立抗憂鬱藥物之外，通常還會添加其它中和副作用的藥物，也就是說，病人不只吃一種藥，是好幾種，出現副作用的風險更高。

而真正殺死患者的，往往不是憂鬱症本身，有時是服藥後出現的後遺症——自殺。抗憂鬱藥會帶來的副作用，更提昇自殺的風險。在二〇〇四年三月，FDA 指示所有藥廠要在抗憂鬱藥上註明警示標語，提醒醫師及病患這些藥可能加劇憂鬱症，或提高自殺的可能性。以下是需要特別小心的藥品：

- Prozac（fluoxetine）百憂解
- Zoloft（sertraline）樂復得
- Paxil/ Seroxat（paroxetine）克憂果
- Luvox（fluvoxamine）無鬱寧
- Celexa（citalopram）替你憂/解憂喜
- Lexapro（escitalopram）立普能錠
- Wellbutrin（bupropion）威博雋
- Effexor（venlafaxine）速悅

• Remeron（mirtazapine）樂活優

FDA警告標語寫著：「焦慮、亢奮、恐慌、失眠、易怒、憤世嫉俗、衝動、坐立難安、輕度狂躁、狂躁」。二〇〇七年七月，FAD更擴大警示標語的藥物種類，而且規定必須註明，青少年服用抗憂鬱藥會增加自殺風險，被提出警告的藥品列表更長了。

抗憂鬱藥所產生的副作用中，很多是與性功能問題有關，服用SSRIs（血清素再吸收抑制劑）的病患中，保守估計大約有百分之三十至百分之六十的人都因為副作用而影響到性生活。通常會出現陽痿、性慾減低、男性射精功能失調、女性高潮障礙等症狀。

因藥物副作用引起的性生活問題，很容易讓夫妻一起放棄憂鬱症治療，醫師及病患這時應減低抗憂鬱藥的劑量及減緩副作用，上述兩位個案病患就是因為副作用拒絕憂鬱症治療，導致他們一直受憂鬱所苦。

3—3

嶄新的方法

我並不是反對用藥，因為問題不是藥品本身，而是它們研究過程失準，宣傳廣告容易誤導大眾，使用的太過方便氾濫，這些才是問題的根本。

抗憂鬱藥物，在憂鬱病患恢復健康的療程中，其實扮演很重要的角色，但必須考慮到個人狀況，試出每個病患適用的劑量，客製化用藥，同時搭配營養學，才能得到最好的治療效果。

希望，在不久的將來，憂鬱症病患享有個人化用藥治療的願望，是可以實現的。

附錄

直接針對消費者做訴求的直效廣告

醫療企業，每年的廣告預算，動輒數百萬美元，影響著廣大的消費者與專業人士。

雖然，醫藥廣告只有在美國及紐西蘭才合法，因為在全球其它國家中，對消費者直接進行醫藥廣告是違法的。支持者認為這樣的直效廣告，可有助於未經治療的病患得到有用的資訊，進而增進健康。而另一方面，反對者認為這些直效廣告，會導致健康的人使用不必要的藥物，這樣有可能反而造成身體及財務上的負擔。但廣告造成用藥增加，已成事實。

藥商的解釋是，廣告並不會影響患者選擇購買特定的抗憂鬱藥，但實際上，如果某一藥物廣告增加百分之十，則此藥物的使用量會增加百分之一。以抗憂鬱藥為例，專職於美國國會徵稅聯委會的經濟學者——亞當布拉克指出，抗憂鬱新藥的使用者中，無憂鬱症的健康成人佔了百分之九十四！

也就是說，百分之九十四的人，根本不需要吃藥！

為什麼健康的人卻要吃藥？我想廣告有推波助瀾的效果。

廣告可能造成百分之十五的健康成人，像憂鬱症患者一樣服用抗憂鬱藥。根據FDA（需補充中文）的調查，在不當或濫用的處方藥中，精神疾病的藥物佔了百分之七十三，而且有百分之六十三的專家覺得被病患強迫開藥；另一項研究指出，有百分之二十三點五的精神病專家相信，廣告改變了他們原本的開藥做法，因為患者接受廣告的強勢訊息，覺得自己生病了，一定要吃某種藥才會好，而要求精神科專家或是醫師更改用藥。

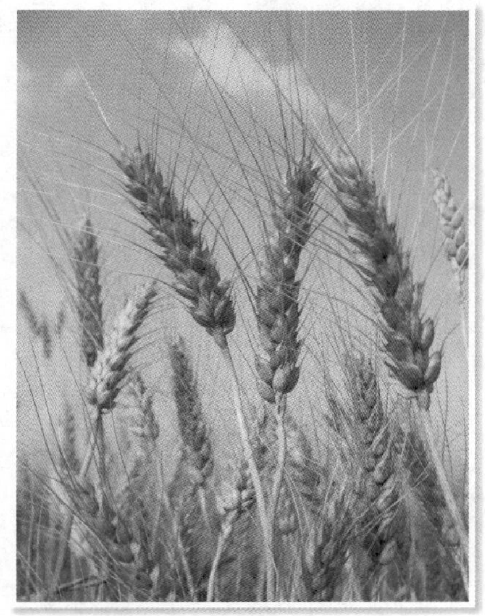

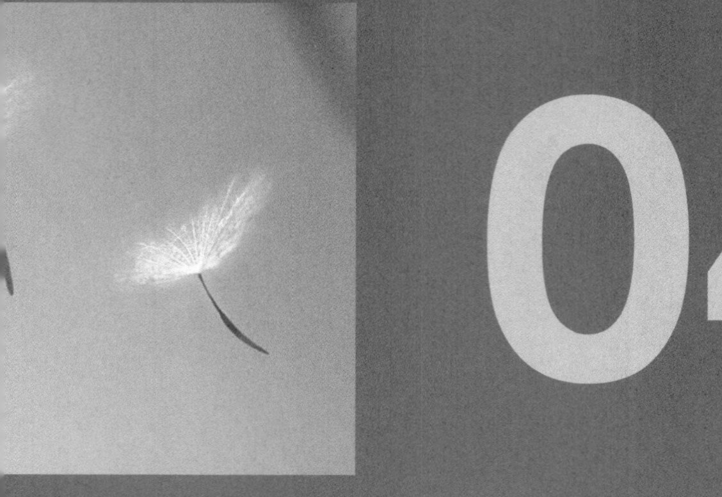

04

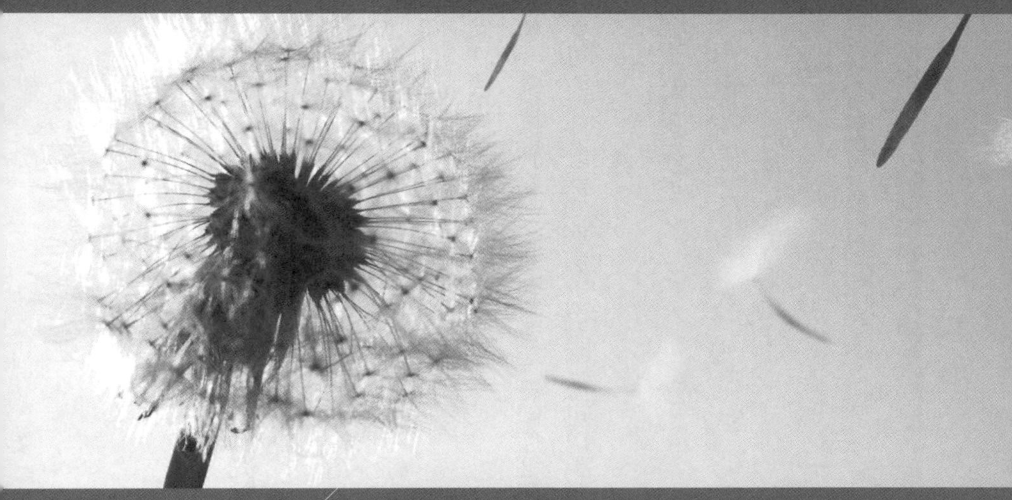

Chapter 4 憂鬱症與生化獨特性

做過身體檢查嗎？

當踏進診間，站上身高體重計的那一刻，檢查就開始了。

一般來說，一系列心電圖、X光等檢查數據，再加上醫師問診的專業判斷，就可以知道身體是不是出了毛病。

但是，精神病，卻是無法用數據測量的，因為也真的不知道具體的問題在哪裡。以目前的醫學研究，還沒有辦法具體的說明，精神障礙究竟是什麼？是什麼引發它？如果有精神障礙的話，會在大腦中造成什麼損害？這些問題，通通不知道答案。

精神治療，沒有任何評估指標，只有結果。

我們無法發現並治療「憂鬱症腫瘤」，沒有除去「憂鬱症細菌」或「憂鬱症基因」的標準。醫師們並不知道，到底他要對付的是什麼樣的疾病，沒有數據可以說明，病情是好轉還是惡化？該做什麼程度的治療？

如果感覺失準呢？我不敢去想後果。

4—1 醫療標記

醫療標記（疾病標記），是罹患疾病的指標，像是膽固醇指數、血糖等等數據，醫師長期作為診斷和治療的依據。例如，醫師測量膽固醇，以了解心臟是否健康，如果膽固醇升高，心臟有可能出問題，因為過多的膽固醇會造成心臟動脈堵塞，醫師就開立降低膽固醇的藥物。雖然，光靠膽固醇數字無法全面評估心臟問題，但是仍可作為有效參考。

另外，癌症也有相關的檢查數據——前列腺特異性抗原（PSA）血液測試。它可以讓醫師了解，病人是否真的罹患前列腺癌。PSA 低於四被認為是安全的，但如果上升到六或七以上，醫師就會懷疑病人可能有前列腺癌。一旦 PSA 超過十，就需要作前列腺的組織切片檢查。PSA 指數如果過高，就會被懷疑有罹患癌症的危險。

但是，精神治療沒有數字可以衡量。

沒有數字，治療就是亂槍打鳥。

因為精神障礙無法衡量、計算，醫師無法根據患者的病情，明確的規劃最佳療程。雖然醫師們試著對症下藥，但是真的很困難。

內科醫師可以經由血液來觀察細菌是否消失；腫瘤科醫師可以測量腫瘤是否縮小；心臟科醫師可以檢查血液中的膽固醇；皮膚科醫師可以看到皮疹是否痊癒。但是，只要牽扯到心靈，就只能依靠精神科醫師的判斷，沒有數據。

所以，精神科醫師可以做的，就是詢問病人任何細微的變化，給病人填寫「評量表」（例如HDRS漢氏憂鬱量表），然後摸索開藥。這就像要治療貧血，卻不知道是因為缺鐵、缺銅還是鉛中毒，或遺傳性疾病引起。因此，精神科醫師只能「亂槍打鳥」，一一嘗試各種藥，暗自希望剛好命中。

然而，別人吃藥有效，並不保證自己吃也會有同樣的效果，也就是說，這樣的療法容易有誤差。非個人化的精神醫學治療，醫師必須嘗試一連串的錯誤，直到找到正確的方法，或是病人說：「夠了！」為止。要避免這樣的惡性循環，得在病人的大腦或身體裡，找到可靠的診斷依據，才有辦法。

4—2 個人特異性

我有位患者，是四十二歲的母親、優秀的律師，優渥的薪水，是失眠、疲勞、和暴飲暴食換來的；而另一位七十八歲的退休修理工，因為憂鬱，他內疚想自殺，這樣的症狀，就DSM（精神疾病統計與診斷手冊）而言，都是屬於憂鬱症，需要的藥物也類似。

精神病學的潛在基礎是「同質性」。從DSM（精神疾病統計與診斷手冊）的角度來說，所有憂鬱症患者（如憂鬱症、輕度憂鬱症或躁鬱症）基本上症狀都類似。

像是，對她原本的興趣提不起勁，或是心裡充滿焦慮、煩躁不安、空虛，都是心境惡劣的表現，因此DSM所採取的處理方式，只要症狀分類代碼相同，就是要服用相同類型的藥物。感覺上非常清楚，醫師也有所依據，實際上在治療的時候，卻不見得有效。

人不一樣，藥效就不同，無法有個準則。但是醫師的工作就是，了解病人的症狀，然後醫好它。

精神科醫師的工作是發掘病人的症狀，使用這些症狀對病人進行分類，然後根據該類別的建議來進行治療。這有點像牧牛時，根據牛隻的皮毛顏色把牠們趕進不同的畜欄。

理論上，如果大多數憂鬱症患者因藥物治療因而康復，那藥物應該對所有人都有效。但是，事實並非如此美好。

許多憂鬱症患者，吃了許多藥是沒有效的，復發機率也是高的驚人。顯然藥物治療效果有限。大量的研究也證明，精神障礙患者的狀況每個人都不一樣，不能以一概全，用相同的藥物去治療，否則，可能誤導大腦，使病情更惡化。

4—3

心靈與大腦是獨立的嗎？

鬱悶的心情是個無形的「幽魂」，劫持人的思想，讓衝突與壓力在心中蔓延，形成創傷。這些創傷可能已積累多年，等到某個特定時刻，一次爆發。

目前，精神學家仍然堅持，精神失常和物理性的大腦關聯性不大，但是在治療時卻是用增加血清素和多巴胺的藥物，以及其他影響大腦的藥物，這不是一件很奇怪的事嗎？

在正常的狀況下，如果生理機能異常，是會影響大腦運作的。因為大腦運作需要大約人體百分之二十的能量，如果因為缺乏營養或其他生理問題，而降低能量，大腦功能就不能達到最佳狀態，可能導致精神問題。而且，每個人的「生理特徵」都是獨一無二的，所以當精神需要協助時，身體各方面都必須徹底檢查，才有辦法了解原因。

4—4

一個被忽略的早期可能性

早期的醫界，認為不同精神病患者的腦波圖（EEG，大腦的電流活動的讀數，可看出大腦活動狀態）是不一樣的，研究人員拚命想找出「憂鬱腦波模式」「精神分裂症患者的腦波模式」「女性歇斯底里的腦波模式」等等，但是卻徒勞無功。

最後的結論是，憂鬱症患者的腦波圖，與其他疾病患者並沒有明顯不同，因為特定疾病和大腦活動之間沒有相關性。所以，精神病學界幾乎不把腦波圖作為一種診斷工具。

但是事實上，憂鬱症患者在不同的情況下，腦部運動不盡相同。

假設憂鬱症患者的症狀與腦波圖之間沒有相關性，但腦部運動卻有很多變化。意思就是，憂鬱症發作，並不是只有單一原因。

而原因是什麼，卻沒有人清楚。當不了解是什麼原因導致憂鬱症，也不清楚如何治療時，堅持某些療法對精神障礙疾病患者而言，是明智的嗎？

去探討這個問題，並從事相關研究來去尋找答案，會將精神病學帶到一個全新的路徑：例如，強調那些憂鬱症患者之間的差異，而不是表面同質性的症狀。

4—5 精神障礙的曙光

二十世紀時，精神障礙還是被認為是後天因素所引起。可能源於童年情感創傷、未解決的性問題，身為女性的矛盾衝突。那時候還沒有中風、帕金森氏症等等疾病，沒有人覺得是因為腦部損傷或異常，而產生精神疾病。

但是到了現代，我們對精神疾病又了解多少？

難道精神障礙患者，真的具有不同的本質成因，有各自的成因和治療方法？以目前對憂鬱症的了解，還不足以明確的回答這個問題。

但是，可以肯定地說，疾病的原因有許多種，例如癌症，是一種身體細胞不受控制複製的危險疾病，不管在腦、乳房等身體各部位都可能發生。然而，乳癌和白血病（血癌）的狀況就十分不同。有時，即使是同一種癌症也會有不同的症狀。例如前列腺癌，可能快速惡化，也可能是慢慢侵蝕患者的身體。然而，精神病學卻認定各種精神障礙患者有相同的症狀。

在二十世紀後期，高科技的腦部影像設備如核磁共振（MRI）等，令研究人員能用不同的角度仔細觀察大腦，各個腦區之間的連接可以被放映。我們可以觀察到整個腦部運動，而不再只是一小區塊的活動，即使這樣還是無法完全解決辨識精神病的問題，研究人員從特定大腦區域的活動異常，追蹤蛛絲馬跡。

醫界對大腦有了全新的認識，原來並非任何的細菌或「傷口」導致疾病，而是和大腦中的某些變化與特定疾病有關。

研究顯示，在大腦前區深處，有個地方叫「布羅德曼二十五區（BA25）」，如果呈現過動狀態，往往會引發憂鬱。只要讓它回到正常，憂鬱症就能緩解，即使不吃藥也有幫助。

因為，BA25 與杏仁核還有下視丘有密切關係，杏仁核是大腦處理焦慮、恐懼等等感覺的地方，而下視丘則在壓力處理中扮演重要的角色。BA25 也能幫助血清素進入腦細胞，維持平衡，一些精神科藥物，包括百憂解、樂復得和克憂果，原理就是可以調整腦內血清素，緩和憂鬱症的症狀。

只是，BA25 的過動狀態，是憂鬱症的原因還是結果？還是都有？目前還不知道。

大腦其他區域的活動，也有可能與憂鬱症有關。例如，基底節和額葉皮層的神經細胞過度活躍，在強迫症（OCD）患者中非常普遍；內腹側前額葉的異常，在有創傷壓力症候群的人身上，也很常見。但是，目前不知道這些異常背後的意義，或如何修正。只能肯定，身體的生理機能和大腦中的化學物質之間的確有連接，當大腦的某一部分不能與其他部分正常交流時，要維持「正常」情緒就是件困難的事。

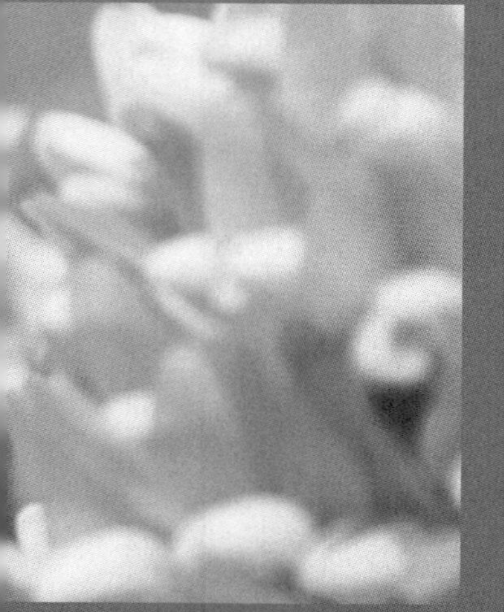

05

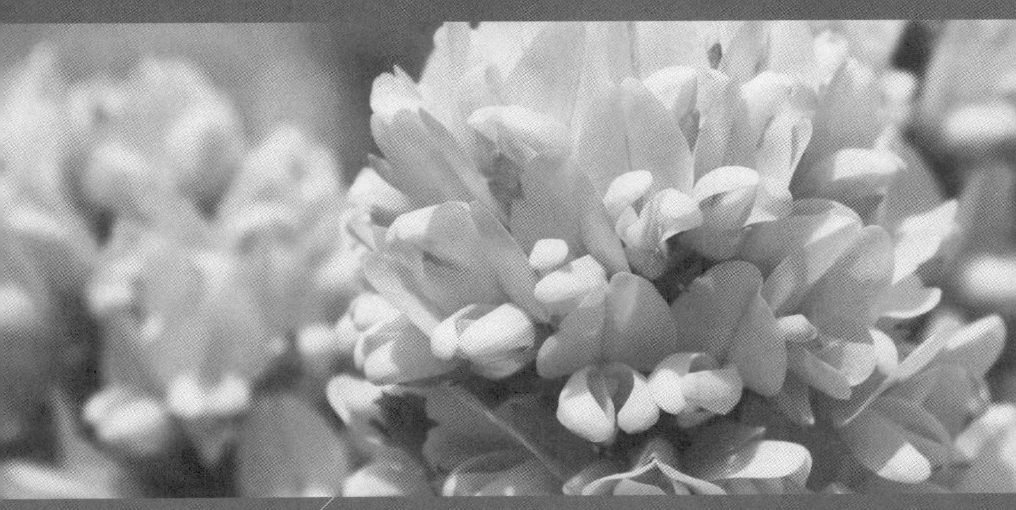

Chapter 5 遺傳學、表觀遺傳學與你

「憂鬱症會遺傳嗎？」

在某些研究中，答案似乎是肯定的。

曾經有研究人員，針對雙胞胎進行研究，其中一位有憂鬱傾向，研究人員再看看另一位雙胞胎是否也是同樣有憂鬱症。結果發現，有高達百分之三十七的憂鬱症患者，會受基因影響。

這樣的比例，看起來或許是滿高的，但是這只是個平均數值，沒有辦法顯現個別狀況。也就是說，在某些情況下，基因與憂鬱症是沒有關聯的。

對我來說，基因只是疾病的「驅動因子」。並不是引起疾病的最大元兇，對某些人而言，這基因會發作成為確實的疾病，但是對於某些人，這基因的「驅動因子」一生都不會發作。

快速回顧遺傳學

基因，決定你是誰。

基因是細胞的「藍圖」，決定了每個細胞在體內的形式和功能，一代又傳一代，在每一個新生命中，結合的方式都完全獨特。

每個基因都是由一條去氧核糖核酸（DNA）分子組成的，人類基因體約有兩萬五千個基因。平常的時候，並不是所有的基因都是活躍的，當人體需要儲存特定的基因訊息時，適當的DNA會開始工作，傳遞訊息。

而每個細胞都有它特定的工作要做，例如，心臟細胞，就是要長成心臟，讓器官功能維持運作，而毛細胞就是要製造更多的新毛髮。

根據遺傳理論，基因是非常穩定的，不容易突變。生物遺傳基因改變（突變）很少發生，可能數百，數千甚至是數百萬年才有幾次。基因突變的設計，是為了使生物更成功的生存。但是，個人的身體變化，例如肥胖或哮喘，是無法遺傳到後代的，因為這樣的疾病並不會改變個人的DNA。

憂鬱症也是一樣，根據遺傳學，憂鬱症可能是經歷一段困難情感、慘澹的童年等種種因素的結果，基因上的變化，並不會更改人體的DNA。

請閉上眼睛想一想，有一條五彩燈光串成的線，而你可以透過電腦去控制每一個燈泡，要紅色有紅色，要白色就白色。

某一天，你發現燈泡亮的顏色不是你原先設定好的，檢查程式卻沒有什麼改變。原來是燈泡裡的微小裝置出了問題，所以燈泡才會不聽使喚。

這樣的例子，我想比較可以解釋表觀遺傳學的概念，燈泡就是基因，燈泡裡的小裝置是表觀遺傳，如果出現變化，那麼基因也會有不同的反應。

5—1

胖老鼠和瘦老鼠，遺傳學和表觀遺傳學

人的一生不過近百年，身體所發生變化真的會遺傳給下一代嗎？

二〇〇六年，杜克大學進行了一個非常簡單的實驗，卻徹底地改變一般大眾對遺傳學的理解。研究人員測驗一組攜帶著刺鼠基因的老鼠，表皮是黃的，讓他們生活型態變成容易得到糖尿病和癌症的「飲食機器」。當老鼠在繁殖後代時，大部分後代的基因也與父母類似。

然後研究人員將帶著刺鼠基因的老鼠與正常老鼠相互交配，猜猜發生了什麼事？他們所生的老鼠一切正常！不僅胃口正常，患癌症或糖尿病的風險也沒有增加。

在另一個實驗中，研究人員同樣發現，上一代的生活型態，並不會徹底改變下一代的基因。這就是所謂「表觀遺傳學」的概念。

表觀遺傳學，是一種研究 DNA 是否影響或不影響後代的專業。

平常的時候，大部分的基因被包了起來，沒有任何作用，直到需要的時候，身體才會啟動基因進行工作。

但是有時候，身體無法控制基因是要開啟還是關閉，因為其他外部因素影響了人體正常的指令。

表觀遺傳學就像一個開關，控制基因開啟或關閉，但是基因的本質並不會因此改變。它只是很單純地不是鎖住在「開啟」，再不然就是「關閉」的位置，這可能是幾年，幾十年，甚至是一輩子的。

起初，在基因合組中的表觀遺傳變化可能是次要的，只是幾個基因中的「開」或「關」的位置。但隨著時間的流逝，越來越多這樣的改變出現，且「遺傳指令書」最終被顯著地大幅改寫，這本「修訂版」，確實是有點不同於原來的版本。經由比較同卵雙胞胎的表觀，我們可以很清楚地看到。年輕的雙胞胎通常有一套非常相似的表觀變化，反之，在老年雙胞胎看到的變化可以是不同的，有時真的截然不同。

而環境可能會影響表觀遺傳。現代人常常接觸有害物質，剝奪了身體健康，許多動物實驗已經證實，有一些因素有「表觀遺傳的潛力」，包括疾病、食品、物理、情緒緊張、藥物，以及各種化學品中發現的物質。

5—2

如何發展出表觀遺傳變化

每個人都是由基因組成的，有來自父母的基因，以及表觀基因——一組可以鎖定一些基因的開關。當基因被改變（無論是由於突變、暴露於輻射、表觀遺傳學，或其他因素）那是會影響一生的，甚至有可能影響後代。

在過去幾年的研究中，已明確提出，有一些表觀遺傳的基因，在細胞分裂的時候會被忠實地複製，在精子和卵子結合時，藉由表觀基因組所產生的變化已影響了後代。胎兒在子宮內，也會有更多因素讓基因產生變化，像是雙酚A、酒精，以及由母親身體所產生的激素等等。

觀察果蠅的基因就可以瞭解，如果果蠅帶有一個Krüppel（跛子）的突變基因，並暴露於抗生素裡的格爾德黴素（eldanamycin），眼睛會發展成不對稱的樣子，並可能繼續影響多達十三代，即使後代從來沒有暴露過在這樣的藥理下，也沒改變過基因。

無論表觀遺傳變化是好是壞，取決於要做什麼樣具體的改變。在刺鼠基因老鼠的個案中，繼承著表觀遺傳基因的「開關」，一旦關閉了「暴飲暴食和肥胖基因」是非常有幫助的。

羅格斯大學的研究人員發現，綠茶中的活性成分EGCG（表沒食子兒茶素沒食子酸酯），可以活躍抗癌基因，對抗癌症，防止癌症生長和擴散。但是，表觀遺傳學也可以增加疾病的風險。例如，有種細菌稱為幽門螺旋桿菌，會造成潰瘍，導致癌症。異常的表觀遺傳現象也能用來辨別癌症，像是乳癌、前列腺癌、子宮頸癌、胃癌。

因為表觀基因組，所以每個人才是獨一無二的。即使是同卵雙胞胎，表觀遺傳也會有不同的變化，因為他們有不同的生活經歷。

現在醫學界已經可以瞭解，表觀基因組是如何產生，又是如何的影響人類的生活。可惜，目前還不能找出導致憂鬱症的特定表觀遺傳變化，無法用飲食等其他方法，扭轉變化。目前所能做的，就是藉由多吃營養食物，減輕壓力，避免有害的表觀基因變化。

情緒壓力和表觀遺傳學的影響

在一些動物實驗中，將焦點放在早期生活上的表觀遺傳學，和以後生活中行為壓力的影響。在這樣的研究中，情緒上的壓力會建立在新生的小鼠身上。

有一個研究中，是將出生十天的小老鼠，每天把牠們從母親身邊移開三個小時，歷時至少一年，一年過去，表觀遺傳產生了些微的改變，結果發現，老鼠處理壓力的能力和記憶力都降低了。

另外有一項研究，觀察兩組新生小鼠的大腦中表觀遺傳學差異。其中一組，在出生後七天，「好基因」老鼠媽媽頻繁地舔和梳理小老鼠，而另外一組，「壞基因」老鼠媽媽與小老鼠比較疏遠。過了一段時間，與媽媽比較親近的小老鼠，焦慮的情緒較少出現，抗壓性也比較強；反觀與媽媽疏遠的那一組卻恰恰相反。

也許有人會說，這沒有什麼好訝異的，好母親會遺傳給寶寶好的先天基因，而壞母親可能遺傳自身的「不快樂的基因」給下一代。換句話說，這種現象是受到基因遺傳的影響較大。

為了測試這個爭論，研究人員故意將新生小老鼠調換，「好基因」老鼠媽媽照顧「壞基因」媽媽的幼鼠，「壞基因」老鼠媽媽照顧「好基因」媽媽的幼鼠。當幼鼠長大了，他們表現出他們養母一樣的壓力處理能力，而不是他們的親生母親的能力。

同樣的事情發生在猴子身上，由不同母性的猴子媽媽所生的幼猴，將他們的母親對換。觀察幼猴的行為，好媽媽所養育的猴子長大後，行為與媽媽表現同樣良好，即使是「壞媽媽」所生的。

所以結論是，後天的環境勝過於基因遺傳。

人類也是一樣，在嬰兒期所得到的照料，會因為環境不同，而讓嬰兒產生心理變化。想想看，幼年時期所遭遇到的事情，是否對現在的你有些影響？大概就是這個道理。

營養和表觀遺傳學的關係

在之前的幾段文章中，提到老鼠的實驗，了解後天生活環境可以影響表觀遺傳學。想看看，如果在懷孕老鼠的飲食中添加營養素，像是金雀異黃酮（Genistein 大豆食物中所含有的異黃酮）引起表觀遺傳產生變化，在做人口群體的研究時，也發現營養素和表觀遺傳息息相關。

例如，在第二次世界大戰結束時期，生活在荷蘭的青少年和年輕成年人，他們經歷糧食供應顯著減少的時期（一九四四年至一九四五年的「飢餓冬季」）。在他們成年後，被發現罹患大腸癌的機率較低。

這種癌症風險下降是與甲基化在 DNA 上的變化相符合的。另外研究發現，懷孕的母鼠如果過度使用酒精，會導致胎兒酒精綜合症，這也是因為 DNA 甲基化產生了變化，會損害後代一輩子的健康。

基因營養學

目前，研究人員還在努力研究營養和遺傳學兩者之間的關聯，食物中的營養究竟如何影響人類，研究人員試圖了解如何用營養去控制特定基因的開啟或關閉，希望在未來可以利用天然食物改善一些基因問題，並發展成基因營養學。

基本上，基因營養學不涉及基因改造食品，重點是學習如何「關閉」特殊基因（例如，乳腺癌易感基因BRCA1和BRCA2基因），以及「開啟」免疫系統基因。目前研究發現，食物中有許多天然成分，已經可以達到這樣的目的。雖然還在起步階段，但前景是驚人的。我相信，在未來十年內，一定能夠利用天然食物來改善疾病，自然地改善個人基因的問題，這將會是最好的個人化醫療。

獨特的人，獨特的疾病

在本章最後，我想做個小小總結：

1、大腦和身體是密不可分的，每個人都是獨一無二，所以沒有兩例精神障礙個案會是相同的。醫學界必須明白每一個病人的獨特性，在精神科裡，提供個人化的精神病醫學治療，將有助於防止常見的憂鬱症治療，與無止盡的試驗和錯誤用藥。

2、基因讓我們成為人，但並不決定我們是誰。情緒障礙是可以理解的，而且可以藉由天然食物來恢復。

這個事實雖然簡單，卻讓我充滿樂觀和希望。

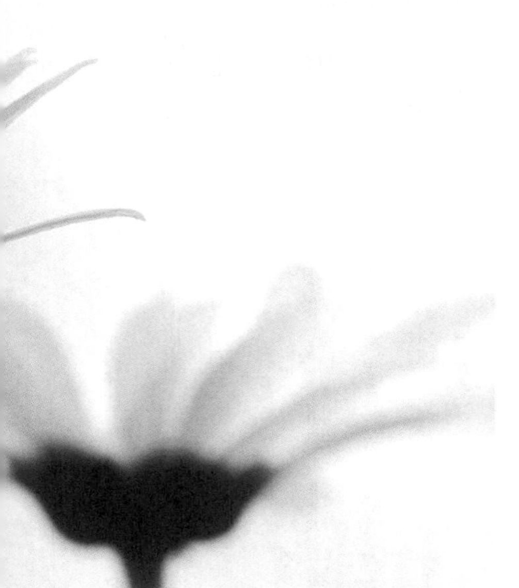

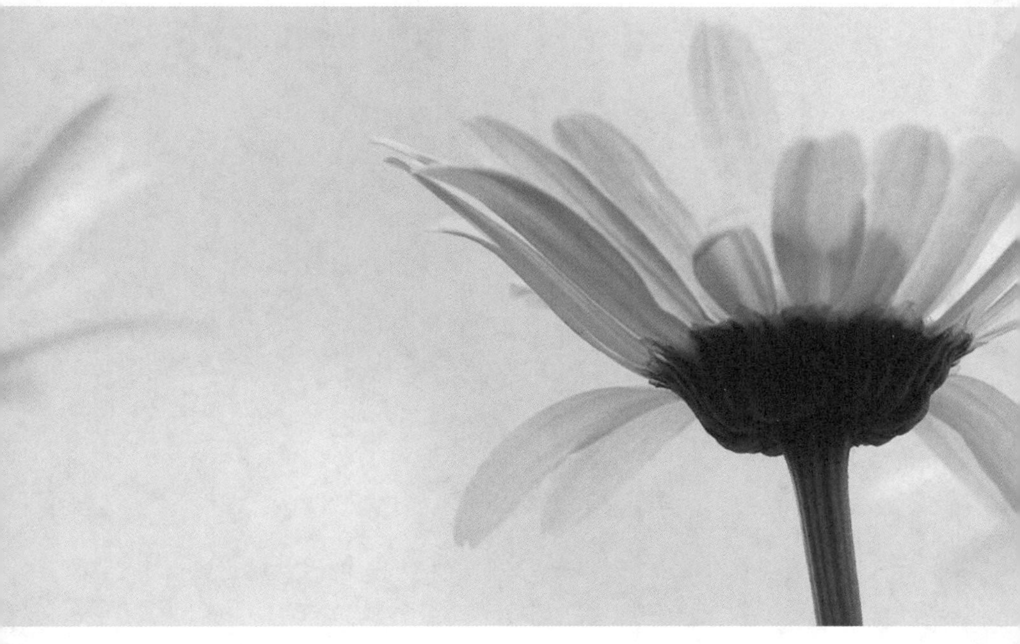

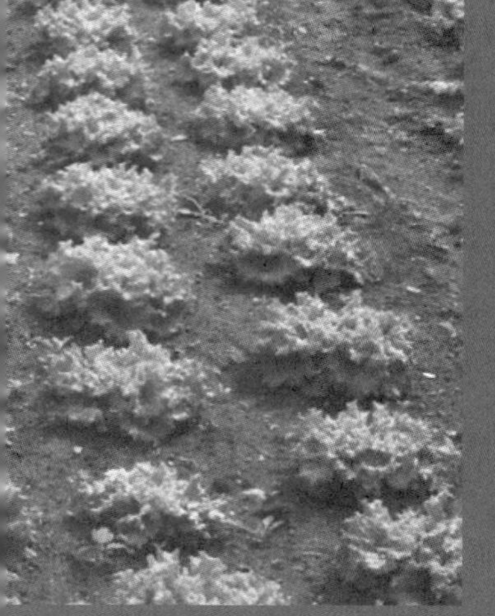

06

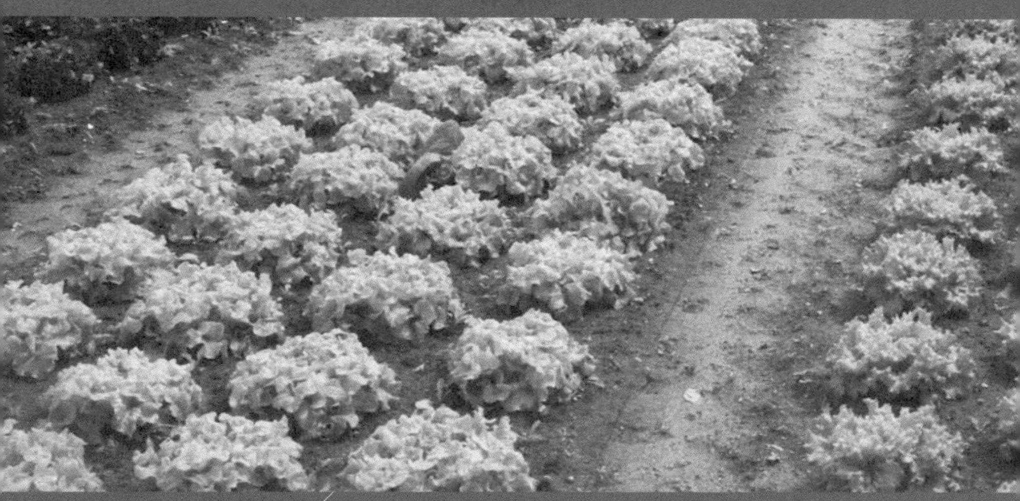

Chapter 6 用 THE ZEEBrA 的方式來特製個人化醫療

藥物，並無法使人恢復健康。

我研究憂鬱症這麼久，發現到目前為止，各界仍然找不出，是什麼原因導致憂鬱症，治療也不如預期。

即使患者按時吃藥，也只有約百分之七十的人能明顯改善，而這些百分之七十的患者中，仍有三分之二的人，殘有後遺症。

在接受藥物治療的患者中，百分之二十六的憂鬱患者，輕微身體機能不良；百分之二十三的患者，是中度身體機能障礙；百分之十二的人，是嚴重損害；另外百分之四的人，有極重度的身體損傷。除此之外，別忘了還有近三成的人，吃藥也沒有幫助。

這證明，現在所使用的治療方式，是白費力氣。

心理醫師們盲目追求藥物治療效果，忽略身體因素，是錯誤的策略。

治療精神疾病，需要全新的方式，我們必須重視病人的獨特性，規劃完善的個人化醫療方式，才能真正幫助病患。

6—1 醫療革命的可行性

如果你曾經到精神科做過檢查，還記得當時的情境嗎？也許是因為睡眠困難或缺乏活力，情緒憂鬱，而想尋求精神科醫師的幫助。

在我的理想中，未來的精神科診斷，醫師會問你細節，包括飲食，藥物與營養補充食品，也會關心親人的健康，以及生活作息，試圖找出患者憂鬱的原因。

接下來，醫師會請你做一些血液檢驗，以利找出可能導致憂鬱症上身的問題：

- 有毒金屬堆積 Toxic metal buildup
- 荷爾蒙不平衡 Hormonal imbalances
- 維生素缺乏 Vitamin deficiencies
- 胺基酸和脂肪酸的不平衡 Amino acid and fatty acid imbalances
- 礦物質的濃度 Low or high levels of minerals
- 寄生蟲感染 Parasites
- 麩質過敏和其他食物的敏感 Celiac disease and other food sensitivities
- 消化酶不平衡 Imbalanced levels of digestive enzymes
- 菌叢生態失調（壞菌、黴菌、或其他菌叢）Dysbiosis ("bad"bacteria, yeast, or other flora in your

intestines)

另外，醫師可能還會安排你檢查腦波（在第十四章中會詳細介紹），然後，你的腦波模式會與其他成千上萬憂鬱的，和沒有憂鬱的人的腦波模式比較，以決定根據你特別的腦波模式，哪種藥物對你比較有幫助。

當所有的測試都完成時，精神科醫師看到所有檢測的結果，得知你的憂鬱症可能源於食物過敏、營養失衡，或是一些其他可以修正的生物因子。在你第二次拜訪他的時候，醫師會請你補充某些天然營養素，或建議使用精心挑選和有針對性的藥物，更可能達到效果。這將是個人化的治療。換句話說，專門為你而設計。

6—2

整合精神醫學

我認為這是革命性的療法，我稱為整合精神醫學，一個把每個病患都視為獨特個體的醫療方式，讓人保持最佳的健康和活力。

整合精神醫學的做法，是基於五項基本條件：

1、注重個人的獨特個性、環境和新陳代謝。
2、在意病人的整體生活，而不只是疾病而已。
3、了解身體和心靈的關聯性。
4、目的在恢復健康，而不只是減輕症狀。
5、增加身體的營養，以促進長期健康。

透過調整病患整體性的健康，整合精神醫學，往往能讓疾病痊癒。而我也才終於瞭解，要達到憂鬱症患者奢侈的願望，原來如此簡單。

吉兒，一個單親媽媽，當我得知她才三十三歲時，我有些驚訝，因為她臉上滿是皺紋、眼神疲憊再加上白髮，讓她比實際年齡蒼老許多。獨自照顧孩子已經非常辛苦，她卻還要承受憂鬱症的侵擾，在貪食症和憂鬱症中掙扎搏鬥。

為了治好疾病，她嘗試許多藥物，但是，不僅沒有達到效果，甚至讓生活陷入一團混亂，她感到疲倦、精神恍忽，漸漸無力照顧弱智的兒子。所以，她來找我希望可以幫助她改善生活。

因為她的症狀需要立即得到改善，我在檢查完她身體的一切狀況後，建議她嘗試一些新的藥物，再搭配飲食、營養、調整生活作息等等自然療法，很快的吉兒就恢復了正常生活。

當我第一次見到瑪麗，她已經與酗酒和憂鬱症的痛苦中掙扎多年，整個人看起來瘦弱憔悴。而且，痛苦的不僅是她，兄弟姐妹和父親也曾受憂鬱症與藥物濫用之苦。因此我運用全套代謝功能和營養評估，確認瑪麗缺乏維生素B_{12}和過多的酪啡肽（casomorphin，因攝取太多乳製品中的酪蛋白，又不完整消化而產生的類似嗎啡的化學成分）。在不吃任何奶類食物，與大量補充維生素B_{12}後，沒多久，瑪麗就能回到正常生活。而我也希望，這些方法不只幫助她一個人，未來還有機會幫到她的家庭。

哈利五十多歲正值壯年的時候，原本應該是最顛峰的狀態，卻因為憂鬱，生活事業皆走下坡。在與疲勞和憂鬱掙扎了五年之後，他發現無論是哪一種抗憂鬱藥、抗精神病藥、抗焦慮藥物，都無法使症狀改善，藥物治療已經失去效果，所以，他希望我能夠協助他，給予不同以往的幫助。

我幫哈利在做了完整的病史檢測，發現他的睪固酮激素極低，也缺乏鋅，還有睡眠呼吸終止症，於是我請他補充營養素，改善體內營養與睡眠問題，哈利現在已經完全恢復健康。

要恢復健康並不難，只是需要不同的治療方法。只要患者得到適合的治療方法，恢復健康已不是奇蹟。而所謂適合的方式，可能只需要營養素、適量的運動和心理指導，是不必吃藥的。只有在某些特殊情況下，需要服用適當的藥物，再搭配自然療法。

6—3

THE ZEEBrA 的方法

為了確保每一個人的頭腦，身體和精神狀況，已經恢復平衡，我設計了一個簡單的記憶方式——

THE ZEEBrA：

T（Take care of yourself）：照顧好自己。

H（Hormone）：荷爾蒙。

E（Exclude）：除外飲食。

Z（Zinc）：鋅與其他礦物質。

E（Essential）：必需脂肪酸與膽固醇。

E（Exercise and energy）：運動與能量。

B（B vitamins）：維生素B群（與其他維生素）。

r（referenced-EEG）：參考腦波圖。

A（Amino acids）：胺基酸與蛋白質。

可能無法立即看出，這個項目列表與憂鬱症的顯著關聯，但每一個項目都是非常重要的。這裡是一個簡短的說明，我會在第七章到十五章的內容中，進一步討論每個構成要素。

T——Take care of yourself **照顧好自己**

在沒有證據之下，精神病學家曾經假定，大腦中的化學物質失衡是導致憂鬱症的原因。所以治療首重在恢復平衡的處方藥。但是，吃了藥卻不見改善，是不是表示，原先的假設有不足的地方？

大腦和身體是息息相關的，體內的任何異常，都會引起大腦運作失衡。

由於大腦幾乎完全是由葡萄糖來提供能量維持運作，所以如果葡萄糖不穩定或過低，會引起煩躁、焦慮和其他情緒障礙，包括憂鬱症。

葡萄糖過低，這種症狀出現在現代，好像有點奇怪，因為在現代人的飲食中，要攝取過多的糖分，實在太容易。

但重點就是，食用過多的糖，有可能會導致血糖值急劇下降。為什麼？

讓我開始注意到葡萄糖問題的，是因為認識了希瑟——一位年輕的上班女性。

因為工作忙，她用少糖咖啡開啟每一天，直到中午，才吃一個甜甜圈打發午餐，有時候真的餓到受不了，就塞點零食果腹；到晚上再吃一大碗最愛的冰淇淋。

飲食不正常的日子沒過多久，她的情緒和血糖一起崩潰。

她發現，每當吃完甜食約一點五小時之後，情緒特別低落，什麼是都不想做，連帶影響到工作。所以，我建議她每天吃一些蛋白質，早餐改吃全麥麥片加一點起司或奶酪，補充蛋白質，保持血糖穩定，也改掉睡前吃高糖分點心的習慣。

結果，希瑟不用吃藥，心情就好多了。

除了糖分問題以外，睡眠對憂鬱症來說也有重大影響，特別是，阻塞性睡眠呼吸終止。

阻塞性睡眠呼吸，會導致在睡眠時呼吸停止，不僅會影響憂鬱症，也會降低某些抗憂鬱藥物的效果。更糟的是，某些抗憂鬱的藥物，會使睡眠呼吸終止更嚴重，陷入惡性循環。

消化不良，也是憂鬱症的原因之一。大部分的精神科醫師們，都了解憂鬱症可能會干擾食慾，但很少有人充分明白良好的消化系統和心理健康之間的緊密關係。

消化系統是營養吸收的重要過程。關鍵在於腸道內的益生菌，可以改善營養狀況，以及焦慮的情緒。

在第七章，我會仔細討論到飲食、睡眠和壓力，與憂鬱症的關係和改善方法。

H —— Hormones **荷爾蒙**

荷爾蒙與憂鬱症息息相關，早已被證實，尤其從青春期就能明顯看出，荷爾蒙對女性影響甚鉅，女孩在進入青春期後，明顯變得敏感、更容易憂鬱。長大成人，生完孩子以後，也可能因為荷爾蒙失調，得到產後憂鬱症，或是在更年期時發生憂鬱症。

對男性來說，荷爾蒙也有高度影響。

男性睪固酮激素荷爾蒙，過去常拿來治療憂鬱症男性，雖然因為抗憂鬱藥問世，荷爾蒙療法停止已久，但是我想，它可能會捲土重來。

在二〇〇三年，在哈佛醫學院麥克林醫院進行的一項小型研究裡發現，在憂鬱症男性患者中，大約有一半的人睪固酮激素太低，即使藉由標準抗憂鬱藥治療也沒有很好的效果。

在第八章裡，會談到關於荷爾蒙和憂鬱症之間的關聯，說明為什麼憂鬱症患者必須測試荷爾蒙值，調整荷爾蒙，往往能緩解長期的憂鬱症症狀。

E——Exclude 除外飲食

在了解影響憂鬱症的種種原因之後，接下來就是要排除它們。除了剛剛提到的荷爾蒙之外，消化系統也是重要的一環。

麩質過敏（Celiac disease）就是一個很好的例子。

它是因為免疫系統失控，對體內無害物質發動全面性的攻擊，破壞小腸和其他身體器官而發病。目前發現麩質（在小麥、大麥和黑麥中的蛋白質）會掀起體內錯誤的免疫反應，而導致便秘、腹瀉、腹脹、食慾不振、嘔吐、血便、憂鬱症等症狀。這些疾病，可能是因為腸道問題，和缺乏食慾、營養不足。當營養素耗盡，憂鬱症可能會更惡化。

不適當的消化小麥和奶製品，會引起食物過敏，和其他與消化系統相關的問題（包含克隆氏症和潰瘍性結腸炎），進而提升神經肽而引起憂鬱症，這些都必須由醫師的檢驗去排除。在第九章裡，會探討這些腸道疾病與憂鬱症的關係。

Z —— Zinc and other trace minerals 鋅與其他微量礦物質

鋅除了維持免疫系統的運作和記憶，還能調節大腦化學物質的神經傳導運作，在調節情緒中扮演著重要的角色。所以，鋅也被用來治療重度憂鬱症，含鋅的副食品在許多人身上也都有對抗憂鬱的效果。

二〇〇九年，在雜誌刊登的研究報告中，有六十位年齡在十八至五十五歲之中的嚴重憂鬱症患者，使用imipramine（鹽酸伊米胺，一種標準的抗憂鬱藥）治療，其中一半的人每天服用二十五毫克的鋅，另一半的人只是接受安慰劑。在十二周後重新測試，研究人員發現，服用鋅的人憂鬱症症狀明顯降低，說明了鋅在憂鬱症治療裡扮演了主要角色，特別是在那些曾經靠抗憂鬱症藥物治療卻失敗的人身上。我認為，每個憂鬱症病人，都應該測試是否缺乏鋅，如果有的話，就應接受治療。

另一個重要礦物質是鎂，它對情緒也有很重大的影響。在人類所需的礦物質裡，鎂離子是最有可能缺乏的。缺乏鎂離子，可能會引發心理和身體問題，包含憂鬱症、失眠、煩躁不安、緊張和焦慮、冷漠和偏頭痛。

研究顯示，每餐以及睡覺時間前，給病人一百二十五到三百毫克的鎂離子，嚴重憂鬱症可以快速恢復。在我自己的經驗中，鎂離子補充劑往往能緩解與憂鬱症有關的失眠和焦慮。

目前為止，已經有大量的研究證明，缺乏鋅、鎂和其他的礦物質，可引起或加重憂鬱症各種形式的憂鬱症病因，也可能是缺乏這些礦物質。

在第十章裡，會再深入探討礦物質與憂鬱症的關係，解釋為什麼這些營養素對心理健康是非常重要的，並闡述要如何使用。

E —— Essential fatty acids and cholesterol **必需脂肪酸與膽固醇**

在現代這個人人都希望瘦下來的時代，一聽到脂肪，大家都惟恐避之不及，但是，當人體中必要的脂肪缺乏時，也會造成憂鬱症。

人類的大腦，基本上是一個由脂肪組成的器官，淨重有百分之六十是脂肪，而且至少有百分之二十五的蛋白質，來自必需脂肪酸的磷脂質。沒有豐富的必需脂肪酸、膽固醇和其他脂質，大腦就沒有辦法運作。

必需脂肪酸支持神經傳導物質的製造、釋放、再回收的運作過程，而且大量的研究已經證明，必需脂肪酸對憂鬱症有關鍵作用。

- 在一份研究裡，每天用六點六克的二十碳五烯酸（EPA）和二十二碳六烯酸（DHA）等必需脂肪酸，治療八個禮拜，明顯改善了憂鬱症症狀。一份針對年紀六到十二歲的小孩的研究顯示，補充二十碳五烯酸（EPA）和二十二碳六烯酸（DHA）能改善嚴重的憂鬱失調症。
- 對青少年來說，脂肪組織裡的 EPA 越低，有憂鬱症的風險就越大。
- 其他研究發現，在血液裡頭的 DHA 含量低，以及 omega-6 和 omega-3 脂肪酸的比值異常可預測未來的自殺風險。

膽固醇，也是維持好的心理健康重要的基本元素。血液中的膽固醇值與嚴重憂鬱症、自殺死亡的風險都是有關聯的。最近一項發表在《精神病學研究雜誌》（Psychiatric Research）的研究發現，總膽固醇值低的男性憂鬱症患者（低於一百六十五毫克，165mg/dL），自殺或因為其他事故而死亡的機率是一般人的七倍。

膽固醇和憂鬱症之間的聯繫，涉及到神經傳遞物質血清素（serotonin）：

1、低膽固醇降低大腦中的血清素接受體的數目。

2、降低血清素接受體的數量，可能導致血清素濃度的減少。

3、低血清素濃度與增加攻擊性衝動是有關聯的。

簡單地檢查所有憂鬱症患者中的必需脂肪酸、膽固醇和其他脂肪的標準，許多人就能從簡單的飲食改變，而大大受益。

在第十一章裡，會談談憂鬱症和必需脂肪酸、膽固醇和其他脂肪之間的關係；解釋了為什麼那麼多美國人缺乏關鍵性的脂肪群；和如何攝取足量的物質以抵禦憂鬱症。

E —— Exercise and energy **運動與能量**

當情緒低落，最不想要做的一件事，就是運動。然而，運動有助於解除情緒的腦內啡，和其他腦內化學物質來改善情緒，減緩某些加深憂鬱症和影響睡眠的物質。

大量的研究都證實，運動對在輕度至中度憂鬱症患者來說，是一種有效的抗憂鬱方式。但是，精神科醫師往往低估運動的好處，而且也很少鼓勵患者運動，所以，患者在接受藥物治療後，還是難以克服絕望的感覺。

第十二章裡，會探討運動、能量和憂鬱症之間的關係，並提供了一個「藥方」——加強體能和運動的計劃。

B — B vitamins and other vitamins **B群與多種維生素**

許多B群維生素，是調節情緒和能量的關鍵：

- B_1 (thiamine) 硫胺素
- B_3 (niacin) 菸鹼素
- B_6 (pyridoxine) 吡哆醇
- B_9 (folate) 葉酸
- B_{12} (cobalamin) 鈷胺素
- Inositol 肌醇

這些B群維生素中，學術界強烈的認為，憂鬱症與葉酸、維生素B_{12}有密切的相關。例如，血液裡的葉酸過低，服用百憂解（Prozac）的治療效果就不佳，如果血液中的B_{12}高一點，憂鬱症症狀就會明顯改善。

許多美國人沒有攝取足夠的維生素B群，即使有，也會因為吃下太多精製糖類和碳水化合物，而損害B群的效果。充足維生素，包含維生素C和維生素D，對健康的心智是非常重要的。

越來越多的研究，調查憂鬱症和維生素D的關聯。在一千多位高齡者的研究中發現，那些患有嚴重憂鬱症，或心境惡劣的人，維生素D大多比其他老年人低很多。

有一個研究發現，讓一般健康的人在冬天多服用維生素D，大大增加了他們的「幸福的感覺」，也降低了「傷心的感覺」。

約估計有百分之四十一到五十七的美國人口缺乏維生素D，特別是對於膚色較深的人，因為他們的皮膚需要更多的陽光來製造維他命。

第十三章裡，會專門談論維生素B和其他維生素對憂鬱症的影響。我將會討論它們是如何影響心情，當維生素缺乏的時候會發生什麼事，和用什麼方法來測量維生素，以及如何補充維生素。

r——referenced-EEG **參考腦波圖**

腦波圖是一種儀器，測量大腦中電流的活動。心臟科醫師可以使用心電圖發現心臟疾病，可是腦波圖並不會顯示「憂鬱症的腦電波模式」「精神分裂症的腦電波模式」或其他客觀指標。正因為如此，精神科學家並不認為腦波圖也是一種診斷工具。

沒有任何實驗證明，腦波圖可以診斷出憂鬱症或其他精神疾病。不過，雖然憂鬱症患者的腦波圖並沒有什麼特別，但服用某些藥物後，腦波有一定的變化，在治療上可以拿來當做參考。

藉由腦波圖，可預測哪些藥對病人是有效的，可以避免了許多病人在服用一種藥物後，又得忍受另一種藥的痛苦。

當病人的腦波圖與一個由成千上萬位病患所組成的資料庫比較時，所得到的參考數據，可以幫助選擇藥物，引導精神科醫師開處方。

第十四章將介紹如何操作參考腦波圖，和如何選擇更精確有效的藥物。

A —— Amino acids and proteins **胺基酸與蛋白質**

精神科醫師，常常忽略蛋白質的重要性。

合成蛋白質的胺基酸含量不足，會導致情感上的困擾。各種胺基酸是主要神經傳遞物質合成的必需物質，會影響一個人的情感、思想和行為。

我認為，現代的飲食中已有大量的蛋白質，應該有所需要的所有胺基酸。然而，我們同時也吃下大量的碳水化合物，導致飲食中蛋白質的百分比下降。此外，使用制酸劑會干擾體內生產的鹽酸和胃蛋白酶（用來消化蛋白質），所以蛋白質的吸收不良，會影響到人體作用。

第十五章裡，會深入了解蛋白質和憂鬱的關聯，解釋如果蛋白質不夠，會發生什麼結果，以及如何正確補充蛋白質。

THE ZEEBrA 是一個根據常理的整體性治療方法。然而，它可能看起來截然不同於許多精神科醫師的說法。因為我認為大腦和身體都是整體的，治療精神疾病時，必須考慮到營養、疾病及其他可能影響身體心理健康的因素。而且藉由 r 腦波圖，終於有一個客觀的手段，可以確定哪些藥最有可能有效果。

我最後的目標，是創造一個客觀整體的、真正平衡的方法，去減緩憂鬱症造成的困擾。

07

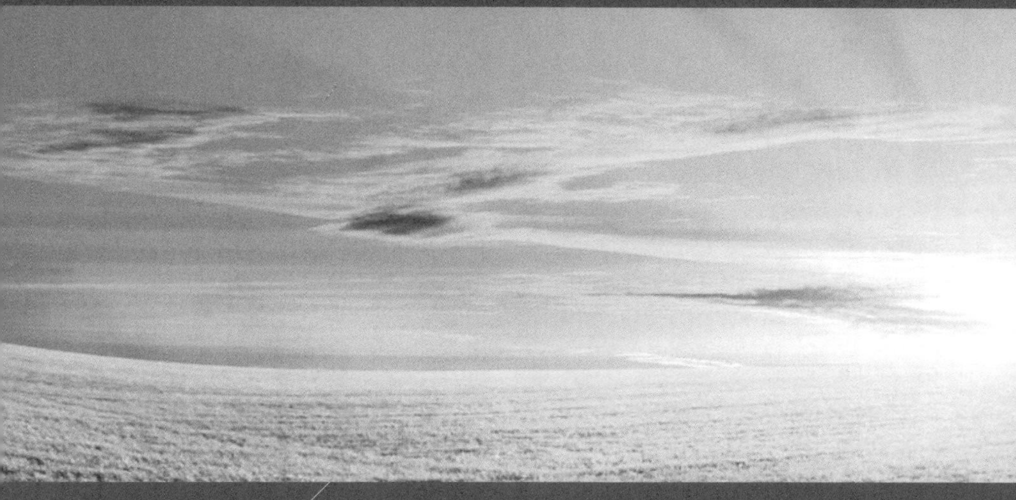

Chapter 7 ╱ T——照顧自己

我常覺得，會得到憂鬱症，其實只是不夠愛自己而已。所以我才會說，治療憂鬱的第一步，是好好照顧自己。你可能會覺得很奇怪，怎麼會有人，一開始就對你說「抗憂鬱計畫」的第一步，是要好好照顧身體？

因為生理和心理健康，關係密不可分，身體強壯、健康的習慣可以調整憂鬱症。事實上，許多生活方式與疾病都可能會導致憂鬱，因此我才會特別強調要照顧好身體。

在某些個案中，身體的疾病和精神錯亂之間是有關聯的。例如，腦腫瘤可能引起人格的改變；嚴重脫水時會觸發精神混亂。但是在目前的許多案例中，這個關鍵卻常常被忽略掉。

本書不可能涵蓋所有身體疾病、生活習慣和導致憂鬱症的因素。焦點主要放在重要的身體因素，而且大部分是自己可以解決的問題，包括飲食、消化、睡眠、糖和壓力，無需借助醫師。

7—1

飲食和憂鬱症

飲食疾病，自古以來就是息息相關，如糖尿病和心血管疾病。現在研究也證實飲食可以影響情緒，也包含影響憂鬱症，包括B群維生素，ω-3脂肪酸和鋅，缺乏的話，很可能會引發憂鬱症。

二〇一〇年，在美國精神病學雜誌研究的發表，調查了一千零四十六名婦女，年齡從二十歲到九十三歲不等，比較她們的飲食習慣和精神狀況。研究人員將婦女分成兩組，一組多吃蔬菜、水果、肉類、魚類、五穀雜糧等健康飲食，另一組則多是油炸食品、含糖食品和啤酒類的不健康飲食。一個月下來結果發現，不健康的飲食讓憂鬱症和焦慮症的發病率提高。

另外發表在二〇一〇年的另一項研究，觀察飲食對青少年的影響。研究人員觀察了七千一百一十四名青少年，結果發現，不健康的飲食更容易讓青少年罹患憂鬱症。

我知道，現在要享受良好的精神健康是不太可能的，因為生理條件每個人都有些不同。但是，我敢肯定充滿著油炸、精緻、含糖的垃圾食品飲食，最好避免。反之，大量吃新鮮有機蔬菜和水果、全麥和適量的魚、肉、家禽，更能讓身體、心理都健康。

7—2

消化和憂鬱症

消化，看似簡單的過程，卻足以影響人體機能運作，在現代醫學領域中，消化問題逐漸被重視。

許多人以為，消化就是咀嚼食物，然後與胃酸和一些酶混合，人體吸收營養，就這麼簡單。但是，它其實是依賴數百個細部機制，在對的時間發揮對的效果的複雜過程。在我的經驗裡，我們對「消化」過程的認識，還有許多成長空間。

消化其實是從視覺、嗅覺，甚至想到食物就開始。

當人體看到食物、想到食物，食物的訊息就會被送到大腦，發出「準備好」的信號到達消化系統。在食物開始被咀嚼，就會混合唾液裡的酶，開始分解脂肪和澱粉。一旦吞下食物，食物通過食道進入到胃，胃酸除了溶解食物，它還讓維生素B_{12}、礦物質和胃蛋白酶能夠被人體吸收，讓人體所必需的蛋白質被消化。所以胃酸對消化來說是絕對重要的。

現代人飲食不正常，常常引起胃食道逆流（胃灼熱或胃酸倒流），大多人以為是因為過多的胃酸，所以服用像普利樂（Prilosec）、氫氧化鎂鋁（Maalox）和耐適恩（Nexium）之類的藥物減少胃灼熱的症狀，但服用這些藥物，卻會犧牲良好的消化作用。

食物在胃裡被消化後，就會移動到小腸。小腸裡的碳酸氫鈉，會中和胃酸，小腸也吸收脂肪、蛋白質、碳水化合物與大部分的維他命。

消化酵素

食物一旦進到口腔，消化酵素就開工了。

消化酵素主要的工作是分解食物，從口腔、胃到小腸，直到食物被分解至非常微小，進入小腸壁並被身體所吸收。

這樣的過程中，其實有多到數不完的酶在特定的「崗位」運作，環環相扣，若中間有些差錯，就會消化不良。

這些消化酶，是由鋅、蛋白質、維生素C，和其他營養物質製造的，也就是說，好的養分消化作用才會好，所有必需養分才會被人體吸收。反之，消化不良也會因為養分不佳而使問題更糟。

我接觸過許多病患，陷在負面的想法裡，非常難以突破，有可能是因為消化不良、營養吸收不足，時間一久，狀況就更加惡化。

對許多有消化問題的病人來說，補充消化酶是非常有幫助的，可以：

- 快速的改善消化作用與營養吸收。
- 降低或消除脹氣、腹脹感，和其他消化不良症狀。
- 讓小腸裡的健康好菌發展。
- 避免腸道發炎。

鳳梨的 bromelain（菠蘿蛋白酶）、木瓜的 papain（木瓜蛋白酶）以及動物中的 trypsin（胰蛋白酶），都是良好的消化酶來源。

若要使用一些營養補充品，好的補充品應該包含各種消化酶，例如：澱粉酶消化碳水化合物和醣類；纖維酶消化蔬菜和植物纖維裡的纖維素；消化脂肪的脂肪酶和消化蛋白質的蛋白酶等等，才有辦法讓身體順利的消化食物。

但是劑量的多寡，得依照每個人的需求而有所不同，還要調整飲食與生活型態，才能真正改善問題。

我曾與一位了解消化酶和熟悉各種不同健康產品的專業人員合作，再給予病患營養補充品時，劑量隨著患者的狀況調整，直到找到最適合病患的劑量（最佳的劑量也可能隨時間或生活型態而改變）。消化酶與飲食是相輔相成，即使飲食健康，如果缺乏必要的酸和酶以利消化和吸收的話，營養無法順利被人體吸收利用，就是一種浪費。

在使用一些營養補充品時，因為每個人的身體狀況截然不同，有些人反應迅速，幾乎立刻就能改善消化和胃腸道症狀，有些人可能就會晚一些，在數天或數週內都沒有任何變化。但是，堅持是很重要的，幾個星期的堅持，可能換來一輩子的健康，真正了解營養醫學和與專業人士合作是非常重要的。

益生菌

除了充足的消化酶之外，益生菌對消化系統來說，也是不可或缺的。

益生菌，說穿了其實就是細菌，一般會認為細菌是有害的，在腸道中，有些細菌對人體有益，協助分解食物、合成營養、防止感染疾病，有了它們消化工作才能順利進行。

以下是一些可能會損害益生菌的一些因素，例如：

- 抗生素

- 避孕藥
- 營養物質缺乏（缺乏B群維生素、必需脂肪酸、鋅）
- 感染
- 壓力
- 輻射
- 過度使用酒精

這些因素都會損害益生菌，讓不健康的細菌繁殖擴散，破壞腸道，干擾營養吸收，並引發憂鬱、疲勞、便秘、腹瀉等症狀。

有研究證明，當益菌減少，身體發炎的機率就會提高，得到憂鬱症的風險也就升高。也有其他研究證明，服用益生菌可以改善情緒。研究人員觀察一百三十二名健康成人，在過去的三個星期裡，每天喝含有益生菌的優格飲料。三星期過後十天到二十天，研究人員測量受試者的情緒，大部分的人都有改善。

我想，益生菌之所以有效，可能因為益生菌有助於血清素前趨物色胺酸（trypophan）的量上升，減緩身體發炎，讓人體恢復健康。

益生菌可以從發酵食物像是優酪乳、酸奶（Kefir）、酸菜、泡菜等發酵食品中得到。但是在消化的過程中，許多有益的細菌會被胃酸破壞，適當服用補充品可能是必要的。

我發現使用益生菌補充品，可以讓很多人恢復健康。一般而言，我建議含有至少十至十五億CFU

（菌落形成單位）的益生菌補充劑，並且要包含嗜酸乳桿菌、雙歧桿菌兩種菌種。通常我會選擇膠囊包裝的產品，因為膠囊可以保護益生菌不被胃酸破壞，還要注意保存期限、使用方式等注意事項（有些品牌需要冷藏）。

就像先前所提到的，健康的飲食需要有益生菌搭配消化，營養才有辦法真正進入到人體，達到健康的效果。

7—3

睡眠和憂鬱症

「我很鬱悶。」湯雅在我們初次會面的時候就說。這個三十二歲的女子，在過去三年裡，嘗試多種抗憂鬱藥，可是憂鬱和疲勞仍然如影隨形，以至於原本該是亮麗有神的雙眼，卻被黑眼圈深深包圍。為了照顧兩個孩子，她不得不犧牲工作，還得一邊與慢性失眠奮戰。三年了，她每天睡不到五小時，大部分的夜裡，她不是輾轉反側，就是在看深夜電視購物節目。

比起開抗憂鬱藥，我比較關心的是她的營養與睡眠品質是否足夠？依我判斷，她每天至少需要睡八小時才足夠。所以我建議她補充充足的營養、多運動、作息規律讓睡眠品質變好，在四個星期後，她不用吃安眠藥也睡得著，三個月後，憂鬱就離開了她。

睡眠困擾，是憂鬱症患者的痛苦。

睡太多或睡太少，都可能是憂鬱症患者症狀，也是讓憂鬱症變嚴重的因素。

身體和大腦都非常需要睡眠，才能夠重新提起精神，恢復機能。睡眠品質不佳，可能會煩躁、緊張，進而導致憂鬱症，或使憂鬱症惡化。沒有足夠的睡眠，就容易養成不良的飲食習慣，例如吃宵夜、吃高精製食品等等，也會加重憂鬱症。

但是要做到充足的睡眠，好像越來越困難了。在二〇〇一年，僅有百分之三十八的美國人每天睡到八小時；到了二〇〇九年，降到百分之二十八。在二〇〇一年，只有百分之十三的美國人每天睡不到六小時；到了二〇〇九年，有近五分之一的人，睡不滿六小時！也就是說，有四千萬的美國人患有長期慢性睡眠障礙。

睡眠呼吸中止

有許多原因可能會造成睡眠問題，包含疾病、不良的睡眠習慣、營養不均衡（這個事實，讓大多數患者和精神科醫師都很驚訝）。

但是如果是睡眠困難，大多是因為疾病引起的。

像是睡眠呼吸暫停，患者晚上會暫時停止呼吸，每次長度約數分鐘或更長，每晚約十多次或甚至一百多次。

睡眠時呼吸終止，可能是因為喉嚨後端的軟組織塌陷，導致大腦無法維持正常呼吸，如果不治療，可能會造成心血管疾病、性生活障礙、體重增加以及憂鬱症。

根據統計，有睡眠呼吸中止的人，罹患憂鬱症的機率是一般人的五倍！而在憂鬱症的患者中，有百分之二十的人都承受睡眠呼吸終止的困擾。

許多人覺得只有胖子才會睡眠呼吸中止，是不正確的，因為也有些睡眠呼吸中止的患者一點也不胖。記得，我曾有病患，是精瘦的四十三歲男子，和我討論他的憂鬱症，原因就在他患有嚴重睡眠呼吸中止，我便建議他睡覺時使用面罩維持呼吸，就減緩了他的憂鬱症狀。

如果睡眠呼吸中止是某些人罹患憂鬱症的原因，那只要將它治療好，就能減輕憂鬱症。所以，醫師在判斷憂鬱症成因的時候，確認患者的睡眠品質是很重要的。

一般來說，睡眠呼吸中止的症狀包含下列幾項：

- 在早晨醒來時，感覺無法提起精神。
- 一整天都感到疲倦。
- 記憶力問題。
- 睡覺時，輾轉反側。
- 睡覺時，感到窒息或上氣不接下氣。
- 大聲打鼾。

- 在早晨或晚上感到頭痛。
- 夜間排尿過多。
- 腿部腫脹。
- 胸痛或在睡眠時出汗。

除了睡眠呼吸中止之外，壓力、咖啡因、酒精、藥物、荷爾蒙失調、過敏、哮喘、甲狀腺功能亢進、慢性疼痛、缺乏營養（最常見的是鎂和鋅）等等，都是造成睡眠困難的可能因素。另外，還有一種疾病叫「不寧腿症候群」也可能會造成睡眠困難。不寧腿症候群患者，睡覺時雙腿會不由自主的一直動，讓人難以入睡或難以擁有好的睡眠品質。

用自然療法改善睡眠

有睡眠困難的人，最先想到的解決方式，可能是藥物治療。我不否認，藥物的確可以幫助解決部分睡眠問題，但只要情況允許，我更希望是使用自然的方法，來改善睡眠，我稱之為睡眠健康法，方法如下：

- 養成每天定時睡眠的習慣。
- 避免午飯後攝取咖啡因。
- 確保床、枕頭和床上用品舒適且有支撐力。

- 設定好空調讓臥室晚上涼快點。
- 使用可以遮光的窗簾，關掉電視還有收音機的燈，使臥室盡可能暗下來。
- 床只用來睡覺和親熱。
- 不要在床上工作、看電視或做其他事情，那會使你的大腦將床與其他活動連結。
- 發展睡前儀式，其中可能包括短暫的閱讀、洗澡、深呼吸練習、瑜伽或其他放鬆技巧。
- 睡前避免玩電腦、電子遊戲、收發信件和類似的活動。
- 重要的是，不要勉強一夕之間改變，反而會給自己帶來壓力。

如果漸漸養成以上習慣後，上床後二十或三十分鐘內還是睡不著，那我最後的建議是，下床到其他房間讀書，直到你想睡覺為止。

如果改善睡眠習慣仍然無法解決睡眠問題，那麼可以試試自然療法，比如補充褪黑激素、鎂、纈草（valerian）、肌醇、5-羥基色胺酸（5-HTP）和 γ- 氨基丁酸（GABA）等營養素。但是要提醒的是，要注意營養補充品的品質，否則反而會對身體造成傷害。

以我投入自然療法多年的經驗來說，當睡眠品質不佳時，建議補充下列營養素：

一、褪黑激素

這是大腦松果體產生的激素（松果體能調節睡眠，影響生理時鐘週期）。傍晚時，松果體會分泌較多的褪黑激素，你會變得疲倦想睡，以保持睡眠；到了早上才慢慢減少，你就會清醒。

我有位患者，是位約五十六歲的婦女，九年來，她一直想改善睡眠問題，吃了許多藥，卻都沒有大幅改善。我仔細詢問她的狀況後，開了適量的褪黑激素給她，並告訴她可以幫助睡眠的好習慣，沒多久，她就可以睡個好覺了。

服用褪黑激素來改善睡眠是非常正常的，比起用藥物來說，這是比較好的方式。我發現服用一到三毫克的褪黑激素，可以幫助大部分的人在三十分鐘內睡著，而且褪黑激素代謝相當快，不容易殘留在體內，不會使人整天感到疲倦或呆滯。但是，雖然褪黑激素比起藥物來得安全，仍然可能引起副作用，如嗜睡、腸胃不適、頭痛、憂鬱症，所以需要請教醫師正確的使用方式。

二、鎂

鎂可稱為「抗壓」礦物質，有助於身體平滑肌協調，對於睡眠也是很重要，可以減少體內的皮質醇，防止夜間肌肉痙攣，幫助改善睡眠。

現代人體內的鎂普遍不足，因為食物在烹調的過程中，鎂是第一個流失的營養素，當人感受到壓力時，或是服用藥物、飲酒，鎂也會大量流失。缺鎂的話，會影響憂鬱症症狀，包括煩躁不安、緊張、焦慮、冷漠、情緒不穩、失眠、憂鬱。個案研究表示，每次飯後及睡前服用一百二十五到三百毫克的鎂（甘胺酸鎂或牛磺酸鎂都可以），有助於緩解憂鬱症的症狀。我發現睡前服用二百到三百毫克甘胺酸鎂或檸檬酸鎂，可以幫助改善睡眠困難，以及淺眠的人，只是可能需要幾個星期的時間來調整。鎂唯一的副作用是稀便，個人服用的狀況可能會有些不同，需要和醫師討論最適合的劑量。

三、纈草(Valerian)

許多草藥都號稱有助眠作用，但根據我的經驗，發現只有纈草才是較為有效的。纈草又被稱為「安定草藥」，它有助於改善睡眠與減少焦慮。

在研究中，研究人員將三十位有睡眠障礙的受試者分成兩組，一組服用四個星期的纈草，其他人則服用安慰劑（研究人員都不知道患者吃的是藥草還是安慰劑，這稱為雙盲研究）結果，服用纈草的那一組，入睡時間縮短了，代表纈草是有效果的。另一項研究顯示，在服用安定劑、利眠寧、克諾、和其他苯二氮卓類藥物的人身上，如果能搭配纈草，也有助改善睡眠。我發現，睡前服用纈草三百到五百毫克，可以幫助人們享受更好的睡眠。

但是在服用時，需要和醫師討論，因為纈草有頭痛、煩躁不安、失眠、心律不整等副作用，應該要小心。

四、肌醇和 5-HTP

肌醇是由身體裡的腸道細菌所製造的，用來幫助傳遞神經信號，防止脂肪在器官中囤積。在我治療的經驗中，已經使用很多次的肌醇，來治療有慢性睡眠困難的病人，大部分病人的睡眠問題都有改善。

目前的研究顯示，肌醇對憂鬱症和強迫症有效。我發現，強迫症患者如果在晚上八點左右服用一茶匙（約二點八克）的肌醇，睡前再吃一茶匙，症狀就可以減緩，更容易睡著而不會胡思亂想。

另外，我建議使用 5-HTP（5- 羥色胺），這是一種神經傳導物質，在經過化學變化後，也可以製造褪黑激素。5-HTP 也有助於增加血清素含量，自然抵抗憂鬱。一些研究認為，服用 5-HTP 可以幫助減輕焦慮，也可以幫助改善睡眠品質。我建議在睡前三十至六十分鐘服用五十至兩百毫克的 5-HTP。（肌醇和 5-HTP 進一步在第十三章討論）

五、γ- 氨基丁酸 GABA

GABA 是一種神經傳遞物質，對許多患者來說，它能讓思緒冷靜，幫助睡眠。GABA 目前最常被用來當做天然鎮靜劑，減輕壓力和焦慮，同時還可以提高警覺。GABA 低的人經常會焦慮、憂鬱、煩躁、頭痛、高血壓。

如果病患有這樣的症狀，我通常建議他每天將五百到七百五十毫克的 GABA 加水混合，睡前三十分鐘喝一半；如果半夜醒來，再喝一半。有少數患者再服用 GABA 後會變得更激動，所以需要先服用少量的 GABA（約一百至兩百五十毫克的），如果感覺放鬆，才能增加劑量。

營養補充劑的注意事項

現代人健康意識比以前來得高，在便利商店、超市、藥店以及網路上販賣的補充劑千萬種，而且不需要處方簽，但是它們一定安全嗎？

我想並不盡然，營養補充品的確有副作用，如果使用過量，或是與其他補充品、藥物發生互相牴觸，對身體可能是有害的。請記住，必須在專業整合醫療人員的指導下使用它們。

用藥物改善睡眠

醫藥研究人員已經發明了許多藥物來幫助睡眠，包括大家熟悉的苯二氮卓類藥物（樂平 Valium、使蒂諾斯 Stilnox/Ambien、索納塔 Sonata、克你平 Klonipin），還有其他許多鮮為人知的。我不否認，這些藥物是有幫助的，但往往被過度使用。我有一個患者，在使用過各種藥物之後，這樣形容：「會有『睡眠不會像真正的睡眠』的感覺，藥物使用越久，可能越來越沒效。」此外，許多患者心理和生理上會漸漸依賴這些藥物。因此，我認為安眠藥是臨時救急的方法，並非長久之計。

因此，我更重視的是運用自然療法、並依循 ZEEBrA 計畫，建立好的睡眠習慣，來幫助病患改善睡眠問題。安眠藥不是長久的解決方案，依據二〇〇七年由美國國立衛生研究院資助的研究顯示，認為安眠藥的效果並沒有想像中的好。

7—4

糖和憂鬱症

糖類也是引起憂鬱症的原因之一。飲食影響情緒，大部分人吃到美食，心情都會比較愉快——比如說，在辛苦工作整天後，來個巧克力布朗尼是件幸福的事——在大多數時候，這個方式的確是可以讓心情變好，但是，可能只有短暫的時間。

食物可以令情緒好轉，也會讓情緒變壞，尤其是糖類。大腦的運作，幾乎是完全靠葡萄糖在支撐（那是糖在血液中的形式）。當血糖降低時，情緒可能有會受到影響，包括乏力、煩躁、焦慮、頭痛、昏厥甚至是憂鬱症。低血糖往往是因為吃得太少（如節食或禁食）、吃不夠次數（落餐沒吃），或者是吃太多的糖。當吃進高糖份卻沒有搭配蛋白質或纖維素，葡萄糖會更快更輕易地進入人體，血糖會大幅上揚，刺激胰島素增加。

胰島素和糖的渴求

胰島素是一種激素，幫助葡萄糖進入飢餓的細胞，讓細胞有足夠的營養維持運作，或儲存成脂肪以供細胞日後使用。但胰島素如果「矯枉過正」，也會出問題，它會過度清除血液裡的葡萄糖，導致血糖過低，情緒也跟著低落。當人感覺到鬱悶、煩躁、疲勞、虛弱，就會非常渴求糖分！所以情緒低落的人通常會想要吃更多的糖，刺激釋放更多的胰島素，從而清除了更多的血糖，又進一步導致更低血糖和情緒更惡劣。成為惡性循環，讓問題無限延伸。

對那些有胰島素阻抗（葡萄糖不容易進入飢餓細胞中）的人而言，低血糖引起的情緒障礙可能問題特別大。

胰島素像是「鑰匙」，能打開細胞的門，使葡萄糖進入細胞中，讓細胞得到所需的養分。在某些情況下，尤其是肥胖、缺少運動、老化、遺傳因素，或荷爾蒙的變化時，胰島素這把「鑰匙」作用失靈，不再能正常開啟細胞，所以進入細胞的葡萄糖變少，並且需要更長的時間讓細胞得到補給。在極端的情況下，細胞開始挨餓，而血糖值卻衝的比天還高，這被稱為成熟型糖尿病。

當細胞抵抗胰島素的作用時，血液胰島素和葡萄糖上升，會對腎功能產生不利影響，也增加血脂，包括三酸甘油酯和膽固醇。由於細胞能量不足，感覺饑餓，對「燃料」的需求變得更加迫切，會感到疲憊、鬱悶、搖搖欲墜，還有飢餓，希望能攝取更多的糖分，低血糖的人可能會覺得餓到能吃下一匹馬，尤其那匹馬如果裹上糖衣的話。

為了避免低血糖狀態破壞情緒，每一餐或點心能吃一些蛋白質和複合碳水化合物的食物，是很重要的。因為這些食品中含有纖維和蛋白質，消化過程比單糖還要久，能使血糖緩慢而均勻地釋放到血液中。請記住，水果和蔬菜含有天然糖，可以驅使血糖上升，也可以搭配一些複合碳水化合物或少量蛋白質一起吃。

糖的連鎖反應

當葡萄糖和胰島素的問題日漸嚴重，也造成脂肪在人體累積過多，因為多餘的血糖胰島素將其轉換成脂肪儲存，大多會存在女性髖部、大腿和臀部，以及在男性腰部中段周圍。更糟的是，當胰島素過度反應導致血糖崩潰低落，會刺激腎上腺，使其釋放腎上腺素想辦法恢復血糖，觸發另一種激素——皮質醇，讓人體對糖分更加渴求。皮質醇特別會將脂肪累積在腹部，也使細胞更加抵抗胰島素，從而累積更多脂肪。

管理你的糖攝取量

由於糖會使憂鬱症症狀更加嚴重，減糖對憂鬱症患者來說是非常重要的。最近有本書叫《擊敗糖癮吧！》（Beat Sugar Addiction Now!）中，作者雅各泰特鮑姆（Jacob Teitelbaum）醫學博士，宣導按部就班來打破糖癮和限制糖攝取量的辦法。雖然，目前還沒有辦法完全避開所有形式的糖類，但是透過一些簡單的規則，我們可以控制飲食中的含糖量。

以下是一些簡單的方法來削減對糖的攝取量：

- 在烹調中減少用糖。嘗試在食譜中減少四分之一的糖，日後漸漸再少一點，讓味覺適應少糖的食物，比較不容易吃進過多的糖。

- 嘗試使用木糖醇（xylitol），一種來自樺樹皮和玉米殼的安全天然甜味劑。木糖醇是一種糖的替代品，不會升高胰島素或血糖。建議使用純的木糖醇晶體，因為它們沒有填充料和其他添加劑。不要用人工甜味劑，會造成其它不良影響。
- 把糖罐扔掉，這樣你就不會在餐桌上的食物中再加入白糖。
- 嘗試使用少量肉桂、小荳蔻、生薑、荳蔻等有「甜甜」味道的香料。
- 吃原味爆米花，而不是糖果或餅乾零食。
- 如果你喜歡果凍和果醬，盡量選擇低糖口味。
- 如果你真的需要吃餅乾，遠離最多糖分的的巧克力片、巧克力淋醬、夾心。嘗試純天然全麥餅乾、薑餅，或者香草鬆餅。
- 盡可能多吃新鮮水果，而不是罐頭，如果吃水果罐頭，確保它的包裝是用果汁或水來代替糖漿。
- 嘗試純天使蛋糕加上新鮮水果，取代糖霜蛋糕。

飲食中的糖，大部分並非來自糖盅或甜點，而是隱藏在各種各樣的食品中，包括番茄醬、沙拉醬、烤肉醬等。要注意含糖量高的食物，特別是在早上時要限制攝取量。此外，精製食品，如白麵包、白米飯、速食薯條或玉米片，都是高糖分的食物，身體可以迅速分解它們成為葡萄糖。因此，要搭配高蛋白與高纖維食物來吃，以使它們能緩慢釋放葡萄糖進入血液。

雖然糖有時會列在食品標籤上，但是還是有許多糖會以一些不同的名稱，隱藏在加工食品中，其中包括：

- 紅糖（Brown sugar）
- 濃縮果汁（Concentrated fruit juice）
- 玉米糖漿（Corn syrup）
- 右旋葡萄糖（Dextrose）
- 果糖（Fructose）
- 葡萄糖（Glucose）
- 高果糖玉米糖漿（High fructose corn syrup）
- 蜂蜜（Honey）
- 乳糖（Lactose）
- 麥芽糊精（Maltodextrin）
- 麥芽糖（Maltose）
- 糖蜜（Molasses）
- 原糖（Raw sugar）
- 蔗糖（Sucrose）

如果看見成分標籤中出現前四種成分，那麼毫無疑問的這是一個高糖食物，如果能避免就盡量避免吧！去找其它更健康、低糖的食物來替代。

降低糖類攝取量的方法其實有很多，重要的是要了解許多食物都含有大量的糖，並找到適合的方法來減少攝取，就可以改善好心情。

7—5 壓力和憂鬱症

另一個影響憂鬱症的因素，是壓力。

生活中有壓力，是完全正常的，這也是社會進步的動力。

數百萬年前，身體就制定了一套對壓力的反應機制：戰鬥或逃跑。這種反應機制能讓身體執行力更加快速，能量更快進入肌肉，讓人類瞬間進入戰鬥或是逃跑的狀態中。

壓力就像是個龐大兇惡的怪物，想要殺死或捕獲我們，人類若是對抗失敗，要付出龐大的代價。在面對壓力時，身體會產生一系列的生理反應，讓我們有能力反擊或是逃跑。但是這些生理反應，時間過久會讓免疫系統受損，但是在面臨生死威脅時，副作用也管不了許多，生存要緊。

然而，在現代，很少面臨生死攸關的壓力。現代生活的壓力，大多數是慢性心理或社會衝突的形式。不幸的是，我們的身體還沒適應現代社會的慢性壓力，讓自己減少對身體的損害。因此，數以百萬計的人，在不知不覺中因為壓力而傷害自己的身體和情緒。

最好的解決辦法是學會如何控制反應機制，確保不會因為壓力而心情沮喪。告訴自己，沒有人需要戰鬥也沒必要逃避，壓力不值得傷害你的身心。

有許多方法可以控制情緒生理反應，包括放鬆技巧、心理治療、冥想和「燃燒」憤怒和運動。（我在第十九章會談談這個問題）。

我提倡生活中應減少壓力，醫學博士羅伯塔·李（Roberta Lee）寫的《壓力解決方案》（The SuperStress Solution）一書中，強調營養、睡眠、運動，是對抗壓力並恢復身心平衡的基礎。這本書中沒有足夠的篇幅，來實際討論如何確保身體健康。但是，如果每天都有八小時的良好睡眠，吃健康的飲食，並保持適當的微量壓力，那麼，離健康人生的目標也就不遠了。

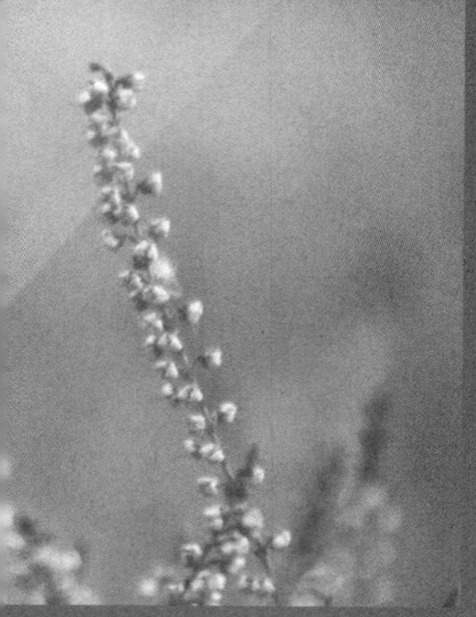

08

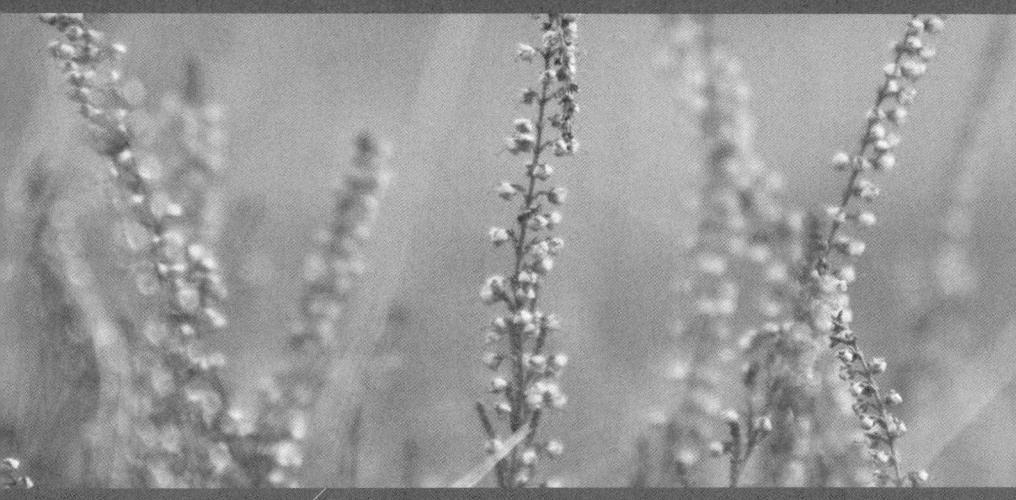

Chapter 8 H ——荷爾蒙

在第七章節中已經提到，可以藉由調整生活型態，像是：睡眠問題、飲食失調及壓力，來改善憂鬱症。

THE ZEEBrA approach 的第二個元素是「H」——荷爾蒙（Hormone）。這是在憂鬱症治療中，重要卻經常被忽略的因素。

疲勞（Fatigue）、皮膚乾燥（dry skin）、高膽固醇（high cholesterol）、便祕（constipation）、月經不規律（irregular periods）、及痤瘡（acne）等等這些常見的問題，一般人常忽略，卻可能是憂鬱症的徵兆，如果沒有考量到這一點，無論使用過多少藥物處方，對病人來說都是沒有幫助的。

有些問題看似無關，事實上卻可能與憂鬱症有重大關聯，原因可能就是荷爾蒙。荷爾蒙是用來調節特定細胞與器官的物質。除了睪固酮（testosterone）和雌激素（estrogen）等比較常聽到的荷爾蒙外，還有許多的荷爾蒙會影響人體機能與情緒。精神病醫師常常忽略憂鬱症與特定荷爾蒙的關聯，但近期已有許多公開研究指出，憂鬱症患者都應該確認荷爾蒙功能，並想辦法將之調整到最佳狀態。

如果檢測結果為荷爾蒙濃度過低，就應該要適當補充，無論是使用人工還是天然荷爾蒙，原則上都可以幫助緩解症狀。

因為許多荷爾蒙像是褪黑激素（melatonin）及DHEA，都已核准上市，而其他荷爾蒙像是睪固酮（testosterone）及雌激素（estrogen）則需要與醫師討論後使用。

在目前的醫學界當中，荷爾蒙治療法一般被認為是有爭議的，也不是主流方法，並非對每一個人都有效，如果想要使用荷爾蒙來治療，必須和專業醫師討論適合的項目及劑量，並根據實際治療狀況隨時調整。

8—1

甲狀腺與憂鬱症 The Thyroid and Depression

甲狀腺是一種小型腺體，外觀像一支蝴蝶，位於喉嚨，負責控制心跳及呼吸頻率等生理功能，但甲狀腺並不是直接執行這些功能，而是釋放出荷爾蒙或化學訊息物質（chemical messengers）來通知身體該做什麼事，身體的每一個細胞都必須依賴適當濃度的甲狀腺荷爾蒙，才能夠正常運作。

我喜歡將甲狀腺比喻成大工廠裡的信差，負責傳送指令，通知這個部門要快一點，那個部門要放慢一點；或指示某個機器要提高效率超越進度，另一個則必須提前關閉待機。這個信差必須能察覺工廠裡所發生的每一件事，並懂得讓每一個工作順利執行，同時能快速精確地發布命令，只要稍有遲疑，哪怕是一下子，事情就會開始出錯。

甲狀腺就是透過甲狀腺素（thyroxine T4）及三碘甲狀腺素（triiodothyronine T3）的荷爾蒙，來對身體傳達指令。甲狀腺荷爾蒙會因應身體代謝的需要，而進行調節，以及配合細胞能量製造的需求而反應。如果甲狀腺功能低下（hypothyroidism）、荷爾蒙不足，就會傷害傳達功能；或者甲狀腺機能亢進（hyperthyroidism）、荷爾蒙製造過多，也會造成傳達錯誤。

甲狀腺功能低下（Hypothyroidism）與甲狀腺機能亢進（hyperthyroidism）並不會導致明顯疾病，反而會引發麻疹病毒引起的麻疹（measles），或是肝臟受損引發的第一型糖尿病等等，看似與甲狀腺毫無關係的症狀。因此醫師往往要花費較多時間才能診斷出真正的病因。

在甲狀腺功能低下的案例中，有將近百分之五十的患者從未被診斷出來。可惜的是，即使知道調整甲狀腺荷爾蒙失衡，可以改善憂鬱症，但是多數被診斷出來的人，卻沒有被施予適當的治療。

甲狀腺低下與憂鬱症

珍妮，一位四十三歲的教師，總覺得身體問題，一直沒有被檢查出來，這樣害怕焦慮的情緒，轉成了憂鬱症，兩年來，她嘗試過許多抗憂鬱藥，仍無法擺脫憂鬱症的困擾。

於是我特別去檢視她的症狀，發現她的體重緩慢規律的增加，臉頰成了泡芙臉（puffiness in the face），也長了許多痤瘡（acne）。我懷疑她的甲狀腺功能遲鈍，無法製造足夠的荷爾蒙，因此建議她補充適量的甲狀腺荷爾蒙之後，症狀立即消失。

甲狀腺功能低下，通常會產生以下症狀：

- 憂鬱（Depression）
- 焦慮（Anxiety）

- 記憶力與專注力不佳（Memory and concentration problems）
- 性欲低下（Low libido）
- 便祕（Constipation）
- 膽固醇升高（Elevated cholesterol）
- 牙齦疾病（Gum disease）
- 肥胖（Obesity）
- 低血糖（Hypoglycemia low blood sugar）
- 肌肉痠痛（Muscle aches and pains）
- 皮膚乾燥（Dry skin）
- 痤瘡（Acne）
- 濕疹（Eczema）
- 掉髮（Hair loss）
- 反覆感染（Recurrent infections）
- 月經不規則（Irregular menstrual periods）
- 經前症候群（Severe premenstrual syndrome）
- 卵巢囊腫（Ovarian cysts）

- 子宮內膜異位（Endometriosis）
- 體液滯留（Fluid retention）
- 疲勞（Fatigue）
- 懼冷（Intolerance to cold）
- 流汗減少（Diminished sweat production）

早期提出甲狀腺與憂鬱症有相關的是馬克史塔博士（Dr. Mark Starr），在他的著作《Hypothyroidism Type 2: The Epidemic》中提到，甲狀腺功能低下與慢性疾病是相關的，其中就包括憂鬱症。

事實上，大多數精神科醫師都清楚甲狀腺與憂鬱症的關聯，然而，大多數憂鬱症患者，卻沒有仔細確認其甲狀腺的功能是否有問題。

在我遇到的患者中，大部分的人都說，之前從未接受過甲狀腺檢查，不然就是在接受單純的血液檢查後，被告知並沒有甲狀腺疾病。

不完整的檢測等於不完善的診斷

其實，醫師們也清楚，甲狀腺與憂鬱症是有關聯的，他們可能也知道在診斷時需要確認甲狀腺的狀態，只是醫師經常會因為不完整的甲狀腺檢測，而被誤導。

當醫師懷疑有甲狀腺問題時，通常不是直接檢測患者的血液甲狀腺素濃度，或是檢測血液中 T3

（三碘甲狀腺素）及T4（四碘甲狀腺素）總量，反而是選擇一種間接檢測TSH。TSH（甲狀腺促進素）是一種荷爾蒙，由腦部的腦下垂體（pituitary gland）所分泌，它就像工廠經理的信差，能告訴甲狀腺何時要分泌更多荷爾蒙，或減少荷爾蒙的分泌。

TSH的檢測是測量血液循環系統中TSH的總量。原則上可以反映出腦下垂體所接受的訊息，理想範圍在零點四至四點五（mIU/L，國際單位）。當TSH濃度升高時，代表甲狀腺沒有分泌出足夠的甲狀腺素，身體需要更大量的甲狀腺荷爾蒙，所以，這樣的患者之所以TSH過高，就是因為甲狀腺素製造不足或是甲狀腺功能低下。相反的，當TSH太低時，代表細胞及器官並不需要太多的甲狀腺荷爾蒙（並非指常規檢查的濃度），甲狀腺正處於過度活躍的狀態，因而分泌出太多的甲狀腺素。簡單來說，當TSH高時，代表甲狀腺製造荷爾蒙的能力不足；而TSH低時，表示甲狀腺製造了太多的荷爾蒙。

但是，當實際去了解檢測背後的意義時，會發現身體對甲狀腺荷爾蒙是有一定需求的，但是會不會因為腦下垂體出了問題，而讓甲狀腺荷爾蒙的需求紊亂？

每一位醫師都清楚，人體的生理機能可能因為各種因素，而出差錯。但為何我們從未質疑，腦下垂體對甲狀腺荷爾蒙的高低需求，是否判斷出現問題？腦下垂體的反應正常時，甲狀腺就一定正常嗎？若甲狀腺分泌正常，可是身體卻無法正常運用，那光看腦下垂體的數據，反而會被誤導，因為腦下垂體會以為甲狀腺速已經足夠，但是實際上細胞需要更多。

這樣的狀況，就像是第二型糖尿病（type 2 diabetes），胰臟已分泌足量的胰島素來控制血糖，然而身體細胞卻無法對胰島素做出正確的反應，因此身體只好分泌越來越多的胰島素，直到細胞對血液中的高濃度胰島素產生反應。

而且 TSH 無論是太多或是太少，都表示甲狀腺功能是異常，但多少才是「剛好」？雖然 TSH 檢測從一九六〇年代就已經非常普遍，但卻還沒有人做過科學性的驗證，來認定健康的 TSH 濃度及範圍應該是多少。也就是說，沒有所謂「正常」。

雖然許多整合醫學醫師，普遍認為 TSH 的濃度超過二點五 mIU/L（理想範圍的上限是四點五 mIU/L）時，代表甲狀腺功能是遲鈍的，但是我見過很多明顯有甲狀腺功能低下的患者，TSH 濃度都沒有超過這個數字。

就像是四十三歲的珍（Jane），過去一年來，她承受中度憂鬱症之苦，醫師做過任何檢查，包含 TSH，但結果卻是一切正常。

在和她說話的過程中，我深深感受到她憂鬱的痛苦，疲勞、高膽固醇、便秘、痤瘡、皮膚乾燥，根據我的經驗，如果甲狀腺荷爾蒙不足，就會有這些症狀，所以我為她檢測了三碘甲狀腺素 T3 與甲狀腺素 T4，發現結果偏低，所以我建議她請整合醫療醫師為她做荷爾蒙替代治療，才解決了她的憂鬱症，以及皮膚乾燥及便秘等等問題。

我並不是說，TSH 檢測完全不準確，但必須是在假設 TSH 反應身體需求的訊息是對的，並且身體能夠充分的利用甲狀腺荷爾蒙的狀況下，它的數據才是真正能夠提供治療參考。

理想的甲狀腺水平讓您遠離憂鬱症

利用甲狀腺荷爾蒙來治療憂鬱症，早在一九六〇年代就有學者研究。在早期的研究中有提到，讓憂鬱症患者服用單方抗憂鬱藥（imipramine）並搭配三碘甲狀腺素 T3 或安慰劑，結果那些使用抗憂鬱藥搭配三碘甲狀腺素 T3 的效果，比安慰劑的效果更好，顯示給予患者欠缺的甲狀腺荷爾蒙，有助於憂鬱症的治療。在一篇一九九六年的整合分析中，他們利用統計學的方式彙整八個不同研究的結果，發現三碘甲狀腺素 T3 能有效提升憂鬱症藥物的效果，而在其他的研究中也證實這樣的結論。

常令我驚訝的是，當大部分醫師都還只會使用甲狀腺素 T4 治療病患時，精神科醫師就已經利用三碘甲狀腺素 T3 作為治療憂鬱症的荷爾蒙處方了。

我相信每一個有憂鬱症傾向的人，或已經是憂鬱症的人都應該去確認，是否有甲狀腺缺陷的問題。建議找一個具有整體觀念的醫師，懂得去評估所有甲狀腺缺陷的症狀，檢視基礎代謝體溫、血液中三碘甲狀腺素 T3 與甲狀腺素 T4 的濃度。若是發現有甲狀腺功能低下的現象，我建議適當使用 T3 與 T4 來做荷爾蒙替代治療。

甲狀腺與碘元素

碘在身體中，會影響甲狀腺，因為甲狀腺會利用碘（iodine）來合成甲狀腺荷爾蒙，缺碘就會導致甲狀腺缺陷。

飲食中缺碘的地區，當地人多數患有甲狀腺腫（goiter），因為甲狀腺異常腫大導致脖子向外突出，像是在肩上放一個小型橡皮輪胎。碘的攝取量不足，大多會造成身心發育不健全，稱為呆小症（cretinism），倘若是懷孕婦女的飲食缺碘，則會增加新生兒罹患先天性甲狀腺荷爾蒙缺乏的機會。

在西北美洲、阿帕拉契山區（Appalachia，美國東部的一個區域）以及北美邊界（the Great Lakes region）過去適缺乏碘的地區，自從在食鹽中加入碘後，這樣的問題已經從美洲地區大幅消失。

然而，還是有其他營養素，像是酪胺酸（tyrosine）、鋅（zinc）以及鐵（iron）也都是維持甲狀腺功能的重要營養。但是在美國人的飲食中卻缺乏這些天然營養，以及生活在充滿毒素的環境，那麼甲狀腺問題還是會持續增加。

環境毒素對甲狀腺功能的影響

環境毒素已經威脅到我們的健康。

無數種毒素，透過水、食物、生活用品（例如塑膠水瓶）及空氣滲入我們的身體。

大量證據顯示，這些毒素將會漸漸侵蝕身體健康，嚴重損害身體的內分泌及神經系統。

甲狀腺是一種容易因環境毒素暴露而受傷害的內分泌系統，特別是多氯聯苯（polychlorinated biphenyls）、戴奧辛（dioxins）、磷苯二甲酸鹽（phthalates）、多溴聯苯（polybrominated）、溴化二苯醚（diphenyl ethers PBDEs），以及其他含有鹵素類的有機氯殺蟲劑（halogenated organochlorines）等，都會影響甲狀腺的正常功能。由於這些化學物質具有與甲狀腺荷爾蒙類似的結構，可以與體內的甲狀腺荷爾蒙接受體結合，影響甲狀腺荷爾蒙的製造、運送及代謝，並經由參與各種生理機制破壞身體健康。

避免甲狀腺受到毒素傷害的最佳方法，就是避免暴露於環境毒素之中，我建議可以從改變生活小習慣做起：

- 使用天然無毒的清潔劑。
- 避免暴露在殺蟲劑、驅蟲劑、空氣芳香劑，或任何其他化學噴霧劑中。
- 選擇有機食物。
- 使用玻璃，陶瓷，或金屬容器來盛裝及儲存食物。

說了這麼多，用意就是要強調甲狀腺功能與憂鬱症有多麼緊密的關聯，利用少許的血液檢測、完整的病史，以及醫學檢查，會遠比花費時間金錢，使用那些無法真正解決問題的抗憂鬱劑，來得重要多了。

8—2

脫氫異表雄固酮與憂鬱症

脫氫異表雄固酮（Dehydroepiandrosterone DHEA）是由腎上腺製造的一種荷爾蒙，本身具有多種生理功能，被身體大量利用，製造睪固酮及雌激素。身體製造DHEA的高峰期約在二十五歲左右，之後會逐年慢慢衰減。

就像所有的固醇類荷爾蒙，DHEA是由利用膽固醇來製造，沒有足夠的膽固醇，就無法維持足夠的DHEA與其他固醇類荷爾蒙。（低膽固醇的影響會在第十一章作進一步說明）

當壓力來臨時，腎上腺會刺激增加荷爾蒙，包括DHEA。DHEA被分泌到血液中後，會在肝臟進行化學轉換成脫氫異表雄固酮硫酸鹽（DHEA-S），DHEA-S可以由血液檢查中測出。DHEA曾被用來當作抗老化補品，因為當身體中有較多的DHEA時，會增加性荷爾蒙（sex hormones），強化免疫力，幫助維持年輕，不過這個論點目前仍然還有爭議。

有研究提到DHEA在治療憂鬱症上的效果。在一九九九年，Biological Psychiatry（生物精神醫學期刊）公開發表的文獻中，研究人員觀察在十五名患有中度憂鬱傾向的患者使用DHEA的情形，結果有百分之六十的患者對治療有反應，遠高於安慰劑的百分之二十。（在任何憂鬱症研究中，一般預期至少有百分之二十的患者對安慰劑會有反應，要確認一種新的治療是否有效，其測試結果則必須明顯優於對安慰劑的反應。）

在二〇〇五年一般精神病學彙刊（Archives of General Psychiatry）公開發表一項類似的研究，同樣發現 DHEA 對中年及未成年的憂鬱症患者來說，是有效治療劑。

在其他相關研究中，也發現中年憂鬱症患者的 DHEA 濃度明顯偏低，雖然 DHEA 並不是什麼憂鬱症的神奇特效藥，但是在治療上仍是很有幫助。

如果血液檢測出 DHEA 濃度是偏低的，那麼就需要謹慎補充；但是如果血液濃度是正常的，那就需要另外找出其他治療方法。

一般來說，我建議女性的補充劑量是五到十毫克，男性的補充劑量是十到二十五毫克。這些劑量能提升 DHEA 的濃度，同時我也反覆觀察到患者使用後的情緒改善，以及過敏反應、高膽固醇、頭痛，和肌纖維疼痛等症狀的同步改善。

8—3

性荷爾蒙與憂鬱症

二〇〇八年，Archives of General Psychiatry（一般精神病學彙刊）發表了一篇文章，描述中老年男性的睪固酮偏低會導致情緒抑鬱。

在過去的研究中，已知女性荷爾蒙和情緒之間的複雜關係，但是現在又發現雄性激素與情緒也有很深的關聯。

睪固酮 Testosterone

澳洲科學家找了三千九百八十七位，年齡介於七十一至八十九歲之間的老年男性，評估他們的情緒與游離睪固酮的濃度（血液中有部分睪固酮會以結合型態存在，其餘則以游離型態存在，有游離型態的睪固酮才具有生理活性）。研究人員根據游離型態睪固酮濃度，將受試者分為五組。發現游離型態睪固酮濃度最低的組別，感覺到抑鬱的頻率較其他組高出一倍。

二〇〇三年哈佛醫學院的研究人員，從 Harvard Medical School's McLean Hospital（哈佛醫學院附設麥克林醫院）篩選出二十三名年紀介於三十至六十五歲，且有服用抗憂鬱藥物的中年男性，這些中年男性皆有憂鬱症和睪固酮偏低的問題。研究人員讓這些男性，按時服用規定的抗抑鬱藥品，其中有一半的人另外給予睪固酮凝膠直接擦在皮膚上，而另一半則給予安慰劑凝膠。結果，使用睪固酮凝膠的患者，憂鬱症明顯改善。

這個研究發現，對睪固酮偏低的男性來說，補充睪固酮可以幫助改善憂鬱症（單純使用睪固酮或與抗抑鬱藥物搭配使用都有效），而且可能有許多憂鬱男性的睪固酮都偏低，但卻未被發現。

雖然這些相關研究，並不代表睪固酮是神奇的抗憂鬱藥，但是仍證實以下幾點：

- 低睪固酮濃度與憂鬱症相關。
- 某些患者需提高睪固酮至正常濃度後，才能緩解憂鬱症狀。
- 抗憂鬱藥物無法增加睪固酮激素濃度，所以某些患者服用抗憂鬱藥物無法改善症狀。

因此，我建議男性憂鬱症患者都需檢測睪固酮濃度。在我的經驗中，許多男性患者睪固酮都偏低，即使正值壯年也不例外。

但是補充睪固酮的方式，我建議以自然的方式來增加荷爾蒙比較好，可以參考以下方法：

- 檢測鋅的濃度，因為鋅在睪固酮的合成扮演重要的角色。
- 經常鍛鍊、強化肌肉，可以幫助身體維持睪固酮濃度。
- 減輕壓力，減少皮質醇產生，壓力會導致皮質醇上升，而皮質醇會分解肌肉組織，進而導致睪固酮降低。
- 減少食用大豆等含有大量植物雌激素的食物，會降低睪固酮濃度。
- 補充大量的 ω-3 脂肪酸，以及鮭魚和其他冷水魚中的 EPA 和 DHA。身體可以利用必需脂肪酸合成睪固酮和其他荷爾蒙。
- 檢測膽固醇和 DHEA 的濃度，睪固酮的合成需有膽固醇和 DHEA 參與。
- 使用含有蒺藜的營養補充品，蒺藜是一種可以提高睪固酮合成的草本植物。

如果以飲食補充及運動的方式，仍無法改善睪固酮過低的情況，那麼我會建議病人進行荷爾蒙治療，由內分泌科醫師安排檢查，評估是否因腦下垂體腫瘤或其他疾病導致睪固酮分泌下降。需要注意的是，補充睪固酮時可能會產生頭痛、牙齦疼痛和腫脹、乳房發育、睪丸的大小和形狀的變化、噁心、抑鬱和頭暈等副作用，因此隨時監控生理狀況是很重要的。

雌激素和黃體酮

女性荷爾蒙中的雌激素和黃體酮會影響情緒變化，許多女性在月經週期或更年期時，情緒會隨著荷爾蒙改變而起伏。這些荷爾蒙對女性情緒的影響，遠遠大於男性，但不是雌激素越多，就能有效改善憂鬱症狀，而是要取得平衡。

荷爾蒙替代療法目前仍有許多爭議，傳統荷爾蒙替代療法，是使用人工合成荷爾蒙進行治療，直到 Women's Health Initiative（婦女健康提倡協會）提出負面的研究結果，引起國際關注。

此項十五年荷爾蒙替代療法研究計畫，共有四十家醫療機構參與，受試者為超過十六萬名停經後婦女，但分析研究後發現，進行荷爾蒙替代療法的婦女，罹患浸潤性乳腺癌、冠狀動脈心臟病、中風或肺栓塞的風險相對增加，因此研究計畫在第十二年提前終止。

我一直希望，能找出天然荷爾蒙取代人工合成的荷爾蒙，雖然僅有少數研究支持天然荷爾蒙的優點，但是人工合成的荷爾蒙潛在的危險，遠超出它的優點。可惜的是，天然荷爾蒙無法申請專利，就無法替藥廠產生龐大的利潤，藥廠就不願意投入大量的經費進行研究。所以，在進行任何荷爾蒙治療前，必須尋找一位值得信賴的醫師，使用天然荷爾蒙進行治療。

結論

DHEA、雌激素、黃體酮、睪固酮和甲狀腺素等荷爾蒙，會影響全身的生理調節。有研究提出，適當地使用荷爾蒙治療可以幫助減輕部份病人的憂鬱症狀，這就是為什麼我呼籲醫師對每個憂鬱症的患者進行荷爾蒙評估，但請尋找受過天然或生物等同性激素療法訓練的醫師。

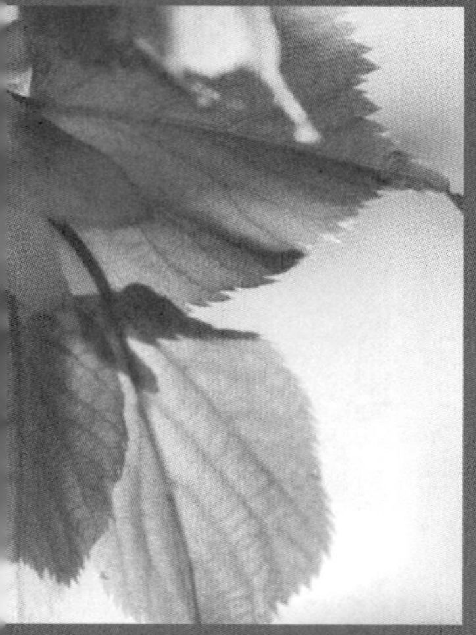

09

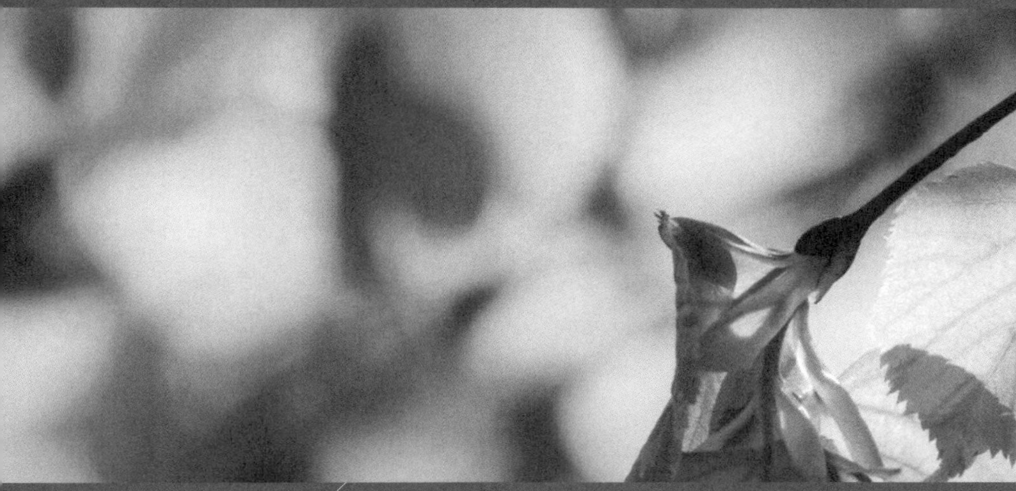

Chapter 9 E ——除外飲食

在某些情況下，憂鬱症可以用藥物、運動、睡眠、飲食或補充營養品來改善。在 The ZEEBrA 理論中，「除外飲食」是指移除導致消化功能紊亂，或加重憂鬱的某些食物。雖然改變飲食的治療方法不是現在的主流，但現在食物過敏的患者日漸增多，改變飲食能顯著改善憂鬱症患者的病況，那是抗憂鬱藥治療達不到的效果。

憂鬱症牽扯的面向很廣，評估時應包括消化系統功能。與憂鬱症相關的消化系統疾病包括麩質過敏、未完全分解的蛋白質（如酪啡肽 casomorphin 和 gliadorphin）、食物過敏和食物不耐症。

因此，要有效治療憂鬱症之前，必須先解決消化功能紊亂的問題。

9—1

麩質過敏和憂鬱症

憂鬱症對於年輕人來說，一度被認為是罕見的問題，但其實它會發生在任何年齡，尤其是消化系統有問題的人。現在麩質過敏是目前公認的一種嚴重的疾病，可以發生於任何年齡。每一百三十位美國人就有一位，約二點二五億人口受麩質過敏折磨。

腹腔疾病，是因為人體對小麥成份產生不良反應，消化系統誤認小麥、黑麥和大麥中的穀蛋白

（gluten又稱麩質）是一種非常危險的毒素。就像免疫系統防禦侵入有害細菌、病毒或其他入侵者般，免疫系統摧毀穀蛋白（gluten）時會嚴重損害小腸。

小腸一旦被破壞，無法吸收營養、分解食物，維生素A、B_6、B_{12}、D、E、K、葉酸，以及礦物質（如鐵、鋅、鎂，以及鈣）等營養無法進入血液，會直接進入大腸然後排出體外，必需脂肪、色胺酸和其它必需胺基酸，也很難被吸收。

消化系統毀損，還可能會影響到大腦等器官。所以，如果是因為腹腔疾病所引起的憂鬱症，必須先解決患部才能治療憂鬱症。

如果腸道有損傷，在吃完東西後不久可能會出現腹部絞痛、腹脹、疼痛、脹氣、嘔吐等情形。然後會腹瀉和便秘。所以有些人會不想吃東西，導致嚴重的營養不良和體重減輕。

我有位病患是位大學生，多年來她常受腹脹、胃痛、便秘等痛苦，她不敢吃太多東西，瘦得皮包骨。她的家庭醫師和精神科醫師判斷她是厭食症。但無論她說多少次「吃東西讓我很不舒服」，醫師們還是建議她讓精神衛生專業人員治療飲食障礙。於是他來找我，希望我可以幫助她。

當我聽完她的病症，便判斷她患有麩質過敏，以及嚴重營養不足。所以建議她將飲食中的穀蛋白（gluten）去除後，症狀就改善很多，還能夠重返大學並恢復體重。

麩質過敏患者，會有腹瀉和便秘以及各種令人困擾的問題，雖然這些問題看起來可能和憂鬱症完全不相關，但它們會損害腸道，讓營養素難以吸收。營養素缺乏，可能產生以下的問題：

- 貧血
- 厭食症
- 關節炎
- 皰疹性皮炎（皮疹水泡、發癢）、水腫（腫脹引起體液滯留）
- 疲勞
- 不孕
- 關節疼痛和炎症
- 偏頭痛
- 月經週期不規則
- 手腳麻木和刺痛
- 骨質疏鬆症
- 驚厥等神經問題
- 生長發育遲緩
- 蛀牙和變色

如果鋅、色胺酸、維生素B群，或其他營養素吸收受到阻礙，可能會導致憂鬱症或焦慮症。因為這些營養素能合成特定的化學物質，如大腦中的5—羥色胺（5—羥色胺的不足與憂鬱症有關）。兒童若患有憂鬱症，經常和腹腔疾病有關，研究發現，患有麩質過敏的青少年，得到嚴重憂鬱症的風險，是一般人的百分之三十一。

診斷的困難

其實，研究人員早就注意到麩質過敏和憂鬱症之間的關係。

在一九八〇年代，就有麩質過敏伴隨憂鬱症的報告出現；一九八二年，瑞典的研究人員也確認：成人麩質過敏是憂鬱症的一種表現，可能導致吸收不良；一九九八年的一項研究報導，大約三分之一的麩質過敏的患者，同時伴有憂鬱症。

二〇〇七年的研究，將一萬三千七百七十六位患有麩質過敏的患者，與六萬六千八百一十五位健康成人比較，發現麩質過敏和憂鬱症呈現「正相關」，約百分之四十的麩質過敏病患，會發展成憂鬱症。

不同的研究報告對於憂鬱和麩質過敏患者的統計，略有不同結論，但可以確認的是：憂鬱症與麩質過敏之間是有關聯的。治療麩質過敏，對於憂鬱症患者而言，是有幫助的。

我擔心的是，麩質過敏與憂鬱症的關係，經常被精神科醫師和心理健康專業人士所忽略。

因為，麩質過敏的症狀，每個人表現得都不一樣。可能取決於免疫系統對於穀蛋白（gluten）的反應有多大、腸道損傷的部位與嚴重程度，以及整體飲食的質量或已接受的治療。而且，藥物可能使情況更糟。

即使自己本身是專業人士，可能也無一倖免。

賴瑞，是位二十五歲的物理治療師，在第一次見面時，他就告訴我他患有注意力障礙（ADHD）、焦慮、雙向性精神障礙等疾病。過去的五年中，他吃了十餘種不同藥物，一天三次使用 Adderall（一種興奮劑）來改善注意力的問題；也用 Xanax（一種安神藥）治療因 Adderall 導致的焦慮；加上 Seroquel（一種抗精神病藥物）來幫助睡眠。

在仔細檢查賴瑞的營養素之後，我注意到他缺鐵，但是一位經常吃肉的二十五歲的男性不應該缺鐵，我便建議他進行詳細的血液測試和組織切片，才證實他患有麩質過敏，我便針對他的過敏問題作改善。

兩年後，他不再服用任何精神藥物，生活一切如常。

另一個阻礙判斷麩質過敏的原因是厭食症。厭食症常見於女孩和婦女，雖然她們已經非常消瘦，但她們總覺得自己太胖而拒絕進食，導致身體器官和系統受損。厭食症有與麩質過敏相似的症狀，如下：

- 腹部疼痛
- 關節炎
- 脹氣
- 憂鬱
- 疲勞
- 貧血
- 行為改變
- 便秘
- 腹瀉
- 易怒

- 關節疼痛
- 記憶喪失
- 情緒波動
- 骨質疏鬆症
- 生殖問題（不孕和流產）
- 皮疹
- 虛弱
- 體重下降

要注意的是，即使沒有任何腸胃道症狀，如腹脹、疼痛、排氣、腹瀉，也可能患有麩質過敏，所以診斷就更加困難了。醫師只要一聽到「偏頭痛」「手部刺痛」「受孕困難」「關節炎」「皮疹」，或任何的其他症狀，他就轉介患者到該專科就診。對於大多數病人來說，這是有幫助的，但對於那些患有麩質過敏的患者是有害的，因為治療方案是錯誤的，如神經學家尋找大腦或神經系統的問題來解釋偏頭痛或刺痛，生育專家尋找性器官的問題來解釋不孕的原因等等。各領域的專家給予病人該領域最新的治療方案，但這些只是暫時緩解症狀，或根本不起作用，因為根本的問題是穀蛋白（gluten）不耐。

診斷

麩質過敏診斷是困難的，因為它症狀多樣。所以腹腔疾病常常被誤診為憩室炎、慢性疲勞綜合症、神經性厭食症腸燥綜合症（IBS）、克隆氏症（Crohn's disease）或單純缺鐵性貧血。如果醫師沒有考量到腹腔疾病多樣的症狀，他可能會請不同專家會診病人，將每一種臨床表現當成獨立的疾病，而不是一種疾病不同臨床表現。

一旦懷疑患有腹腔疾病，醫師可以利用體內抗體的變化（如抗麥膠蛋白抗體 anti-gliadin、抗肌內膜抗體 anti-endomysial）和抗組織轉谷氨酰胺酶抗體（anti-tissue transglutaminase）血中濃度是否有升高。這些是免疫系統製造的特殊蛋白，能夠容易「判斷」穀蛋白（gluten）並把它當做敵人，進而刺激身體內部的防禦系統。簡單的測試體內抗體濃度，就能知道是否患有腹腔疾病的可能性。再搭配內視鏡檢查，就能作出明確的診斷。

疾病管理

麩質過敏沒有明確治療方法，藥物、維生素、手術等等方式，使用上因人而異，需看身體是否有足夠的營養支持。

以目前的醫療技術，腹腔疾病還無法完全治癒，但能夠被控制。只要停止食用所有含有穀蛋白（gluten）的食物，包括小麥、黑麥、大麥，以及任何由此類東西製成的加工品。但是要做到這一點很困難，因為穀蛋白（gluten）會被作為增稠劑和穩定劑，存在下列許多食物中：

- 烘烤半成品 Baking mixes
- 啤酒 Beer
- 麵包 Bread

- 蛋糕和餡餅 Cakes and pies
- 脆餅 Pretzels
- 穀物 Cereal
- 餅乾／餅乾 Cookies/crackers
- 糕點 Pastries
- 甜甜圈 Doughnuts
- 鬆餅 Muffins
- 麵食 Pasta

一些表面不像含有穀蛋白（gluten）卻也有的食品，包括：

- 冰淇淋 Ice cream
- 番茄醬 Ketchup
- 醬油 Soy sauce
- 甘草 Licorice
- 醬料（麵粉勾芡過的）Sauces（thickened with flour）
- 沙拉醬 Salad dressings
- 酸辣醬和泡菜 Chutneys and pickles

- 可可 Instant cocoa
- 加工肉類 Processed meats
- 肉類的替代品（如素食漢堡，雞塊等）Meat substitutes（e.g., vegetarian burgers, nuggets, etc.）
- 香料（防結塊劑）Spices（with anti-caking agents）

另外食品加工廠，可能會被穀蛋白（gluten）污染，一些唇膏和唇彩也都含有穀蛋白（gluten）。所以，我建議盡量多吃蔬菜、水果、肉類等不含穀蛋白的食物，以及大米、土豆、玉米、木薯等澱粉類食物。

我也希望食品業者，在所有加工和包裝的食品中註明是否含有穀蛋白，否則，標籤應該提到內容含有穀蛋白。（一般穀蛋白也會在葡萄糖漿、麥芽調味料、植物蛋白、植物澱粉，但標籤上只有標示成份，而沒有標示製造過程中使用穀蛋白）

如果您患有麩質過敏，請停止含有穀蛋白的飲食，停止穀蛋白對腸道的損害，才有辦法改善。

我同樣也注重營養。

除非很早就被診斷出患有麩質過敏，要不然很有可能造成營養不良。所以我建議在治療時使用良好的營養補充品。

營養補充劑包括多種維生素、鐵、必需脂肪酸和消化酶。每個人所需的營養不同，在第十六章會再詳述。

你可以做到！

我見過的患者在確診為麩質過敏後，就開始進行無穀蛋白飲食，恢復得都很好，許多症狀都有改善，而因麩質過敏導致的憂鬱症也隨之消失。

我鼓勵每一位憂鬱症患者都進行慢性食物過敏原檢查，我也鼓勵，醫師對憂鬱症患者進行酪啡肽（casomorphin）和麩質嗎啡（gliadorphin）的檢驗。

9—2 酪啡肽、麩質嗎啡與憂鬱症

在身體吸收食物之前，必須將食物分解消化成小分子，免疫系統確認安全之後，才能被身體吸收利用。

消化是個漫長的旅程。

咀嚼為分解的第一步，食物到了胃裡後，蛋白酶開始分解食物。為了使這些酶活化，必須分泌大量的胃酸以激活蛋白酶。

部分已分解的食物從胃向小腸移動後，胃酸被中和，不同的酶繼續分解食物成越來越小的分子，釋放的胺基酸、維生素、脂肪酸，和其他食物分子穿過腸壁，進入腸壁血管。當食物中的蛋白質進入血液中時，它已被分解到只有十到二十個胺基酸組成的胜肽，這些胜肽可以重新配置和組合，來合成更大的分子，如神經傳遞物質、激素等。

在消化系統中，任何其中一個環節出問題，消化就會削弱。例如，如果沒有足量的胃酸來激活胃蛋白酶，或是胃酸 pH 值不夠低，食物通過胃到小腸中就無法完全被消化；如果腸壁已經損壞，即使食物已完全消化，營養成份可能仍然無法被人體吸收。

當蛋白質消化不完全，卻通過腸壁進入人體，就會產生問題。

因為牛奶、奶酪等奶製品中的一種蛋白質源於小麥、黑麥、大麥，及若干其他穀物的穀蛋白無法完全被消化。酪蛋白被分解成酪啡肽（casomorphin），麩質被分解成麩質嗎啡（gliadorphin），這些為不完全分解的物質，被認為是已被「分解」的物質進入身體，一旦進入，它們會造成不良的後果。酪啡肽和麩質嗎啡最早被發現是在自閉症患者的尿液中，濃度較正常者高。酪啡肽和麩質嗎啡都是類似嗎啡的物質，被認為能通過血腦屏障，影響大腦功能與行為。

免疫系統摧毀麩質（gluten）的同時，會嚴重損害小腸，無法吸收營養，會產生許多精神疾病，包括過動症、兒童精神病、誦讀困難症、唐氏綜合症、腹腔疾病、產後精神病、Rett 氏病，以及嚴重的憂鬱症。

有精神官能失調的患者尿液表現過高的這類胜肽，導致一些研究人員推測這些胜肽在大腦中運作的信息，可能會加劇許多精神官能疾病。

因為缺乏一種酶稱為DPP IV（二肽基肽酶IV）會導致酪啡肽和麩質嗎啡濃度上升，這個酶是負責將酪啡肽和麩質嗎啡分解成小分子。如果沒有足夠的二肽基肽酶IV，酪啡肽和麩質嗎啡的結構將保持不變，並吸收到體內。有許多因素可能導致肽基肽酶IV活性下降，包括鋅和其他營養物質的缺乏，某些抗生素、干擾素、明膠、念珠菌、過量的汞、重金屬和農藥等。

幸運的是，我們大多數人對於消化穀蛋白或酪蛋白沒有很大的困難。但有些患者要完全分解這類蛋白質是困難的，因而會導致精神病官能症狀。

我有個病人凱西就是這樣的例子。

凱西一生飽受強迫症和憂鬱症折磨。童年時，她就開始擔心病菌、颱風，以及任何可以擔心的事情。長大後，憂鬱症又找上門，所以工作一直不順遂。我在測試凱西的尿液時發現，酪啡肽（casomorphin）濃度過高，所以建議她改變生活和飲食，去除酪蛋白，服用營養補充劑，試圖調整她的身體機能，讓她恢復正常。

後來，凱西對我說：「我突然了解為什麼當時會感覺失控和鬱悶。因為從來沒有人關心是什麼造成了我的問題。」雖然，凱西目前還在治療中，但已經開始從事兼職工作，重新與她的朋友聯繫，對未來也充滿希望。

到目前為止，醫界對於酪啡肽和麩質嗎啡了解仍不完全，但如果是這些物質造成的憂鬱問題，最有效的治療方法，就是避免吃進會導致此類物質生成的食品，同時補充肽基肽酶 IV，有利於消化任何誤食的酪啡肽和麩質嗎啡。

9—3

食物過敏和憂鬱症

食物過敏也可能是憂鬱症的成因，必須做檢測，才能全盤了解憂鬱症的原因。只是，要檢驗食物過敏，是一個困難的課題，必須分析是什麼導致食物過敏，及過敏的程度。一般來說，雞蛋、蝦、貝等，是比較容易引起過敏的食物。患者可能產生腹痛、腹瀉、噁心、皮膚搔癢、濕疹、呼吸困難、鼻塞、頭暈、嘴唇、臉、喉嚨和舌頭腫脹等症狀，嚴重甚至會休克危及生命。

如果是急性食物過敏的人（吃到過敏食物通常馬上發作），大多知道自己對哪些食物過敏，因為過敏反應通常是強烈的；但若是慢性食物過敏，症狀就不會很明顯，通常在接觸到食物二十四到七十二小時後，可能會因為免疫球蛋白G過度活化，而導致疲勞、憂鬱、焦慮、胃病、頭痛等過敏症狀。

許多患有遲發型 IgG 過敏反應的病患，同時會有不明原因的慢性疾病，包括憂鬱症。有數據顯示，有食物過敏的人比健康的人更容易得到憂鬱症。雖然目前還不清楚，到底是哪些食物會導致憂鬱症，但在大部份的情況下，治療食物過敏後，憂鬱症也隨之改善。

多年的臨床經驗，使我確信食物過敏會導致很多精神官能疾病，包括多動症、焦慮，特別是憂鬱症等。一個簡單的血液測試，可以確定你身體對於食物的敏感性，雖然不是百分之百可靠，但可作為一個指標。

其他胃腸道問題和憂鬱症

除了麩質過敏之外，其他消化道問題也與憂鬱症有關。例如潰瘍性結腸炎或克隆氏症（Crohn's disease），這是兩種形式的發炎性腸道疾病（IBD），得到憂鬱症的機率較正常人高。腸道醫學雜誌「Gut」發表的一項研究報告，發炎性腸道疾病或是其他腸道疾病的患者，有三分之一患有憂鬱症和焦慮症。加拿大二〇〇六年的一項研究發現，發炎性腸道疾病或是其他腸道疾病的患者，罹患憂鬱症和焦慮症的機率為正常人的三倍。由此可見，許多患有潰瘍性結腸炎或克隆氏症的患者也可能得到憂鬱症。

麩質過敏、食物過敏、腸胃道疾病已被認為是導致憂鬱症的因素。所以飲食問題要特別重視，會使常規治療和藥物治療更有效。

10

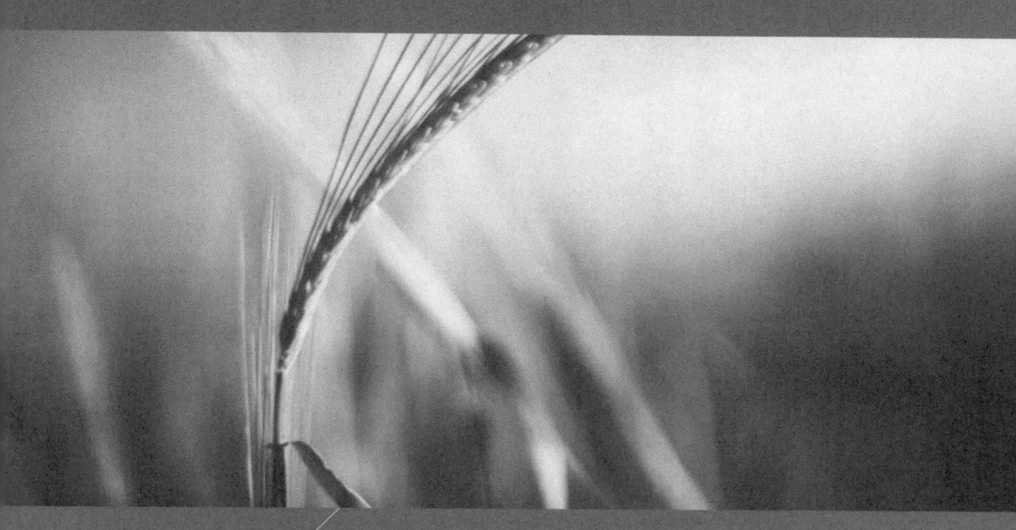

Chapter 10 Z——鋅及其他礦物質

大多數精神科醫師，對於每天食用含有鋅和其他礦物質的營養補充品，以減輕或甚至防止憂鬱症的想法覺得很震驚。即使在許多指標性科學期刊已經證實，鋅和其他礦物質對於心理健康是很重要的。精神病學卻仍是經常忽視這些研究結果，反而支持療效有限且常有副作用的藥物。

在本章節中，我將針對如何使用鋅和其他礦物質，治療憂鬱症進行探討。重點在於，礦物質對大腦功能的健康和情緒很重要，因為它們與調節情緒的神經傳導物質合成和作用有關。

10—1

鋅和憂鬱症

鋅是維護心理健康最重要的礦物質之一，它廣泛分布於體內，參與了二百種不同酵素的作用：

- 協助製造 DNA 和蛋白質。
- 協助免疫系統作用擊退病毒和細菌。
- 幫助傷口癒合。
- 調節大腦神經傳導物質。
- 提昇味覺和嗅覺。

• 提昇性別和繁殖能力。

• 協助合成脂肪、碳水化合物和蛋白質消化酵素。

在許多食物中都含有鋅，包括牡蠣、家禽、紅肉、豆類、全穀類和堅果。每天最好能攝取約二至十二毫克的鋅，促進身體健康（可依據年齡、妊娠或哺乳調整攝取量）。

吃素的人最容易缺鋅，因為他們不吃肉，而肉類卻是鋅的最佳來源。酗酒和飲食失調患者，因為的礦物質吸收較少，又可能患有潰瘍性結腸炎、克隆氏症，干擾鋅的吸收，加上有些藥物會消耗體內鋅的含量，這些藥物包括阿司匹林、貝那普利、洛汀新（Lotensin），用於提高血壓的治療；像是消膽胺用於降低膽固醇；以及氧氟沙星（Floxin）用以治療肺炎、支氣管炎等感染。

缺乏鋅，可能會導致兒童和嬰幼兒生長遲緩、脫髮、腹瀉、食慾不振、體重減輕、味覺遲鈍、痤瘡、疲勞、高膽固醇、易受感染、記憶衰退、陽痿及其他問題，也可能產生神經性厭食、認知功能受損、和其他行為障礙。

而且，鋅的濃度太低，可能引發憂鬱症。

於一九八三年發表的研究中，發現如果病人體內鋅和銅含量過低，藥物對憂鬱症就沒有任何幫助；在一九九〇年，英國研究人員測量十四位急性精神科病房，收的中重度憂鬱症患者血液中的鋅濃度，與年齡相當且同性別的健康受試者比較，憂鬱症患者的平均鋅濃度低於健康受試者。

一九九四年，在Journal of Affective Disorder（情緒障礙期刊）文獻指出，鋅與憂鬱症相關：鋅濃度越低，憂鬱症越嚴重。

另一個研究結果證實，憂鬱症患者的鋅濃度較低，尤其是對藥物有抵抗性的患者。

女性產後憂鬱症，也可能與鋅相關。二〇〇八年，研究六十六位女性，分娩後的第三天和第三十天的鋅濃度和憂鬱症嚴重程度，發現有其相關性。

二〇〇九年研究人員隨機篩選出二十三位患有中度或重度憂鬱的年輕女性，與二十三位健康女性比較血液中的鋅含量。結果發現，憂鬱的女性比健康的女性約減少三分之一，且超過百分之二十的憂鬱症患者缺乏鋅。

礦物質是如何影響情緒？至今仍然不知道確切原因。只能猜測，可能與食慾降低有關。憂鬱的人可能會進食量少且不吃健康的食品，導致鋅濃度較低。根據這樣的論點，低鋅濃度是憂鬱症的結果，不是原因。然而，研究中沒有發現與憂鬱症患者食慾下降和鋅濃度有任何關聯。有一種理論是，當憂鬱來襲時，身體會發炎（第二章有簡要說明）引發許多生化變化，包括降低「鋅載體」，因此，即使體內有足夠的鋅，仍無法到達需要去的地方。

另一種可能是，肝臟盡量抓取體內所有的鋅，以製造更多發炎反應所需的物質，所以體內的鋅就減少了，進而影響情緒。

許多研究都支持這種說法，但是仍然需要更明確的證據才能確認。

鋅可以用來治療憂鬱症，這是肯定的，即使醫學界還不清楚它背後的原因。

動物研究證實，鋅可以抗憂鬱，但要如何與抗憂鬱藥物合併治療，需考慮下列幾個論點：

1、使用普蘭（citalopram）後，血液中的鋅含量顯著增加。
2、當使用 Celexa 或 imipramine（凱拉瑟或丙咪嗪）時，鋅濃度會增加，但在大腦的其他部分則降低。
3、嚴重憂鬱症病患，在進行數次 ECT 療程後，引發大腦海馬體變化，增加鋅的活性。
4、動物實驗證實，補充鋅有抗憂鬱效果。
5、動物實驗證明，使用低劑量鋅，可發揮藥物療效。
6、使用抗抑鬱藥和 ECT 做為慢性治療，可能會導致老鼠大腦中鋅濃度的增加。
7、在動物實驗中，鋅缺乏飲食會引發類似憂鬱症狀，包括厭食和焦慮。

鋅在體內的濃度，和憂鬱症的關聯錯綜複雜，但的確有抗憂鬱效果，能幫助抗憂鬱藥物發揮功效。有研究讓十四位重度憂鬱症患者，除了使用一般憂鬱症藥物（SSRIs 和三環類抗抑鬱藥）之外，每日搭配二十五毫克鋅或安慰劑，為期約十二週，分別在第二週、第六週、第十二週評估一次。結果，安慰劑加抗憂鬱藥的組合，雖然在一開始改善很多，但到了第六週就停滯了；而鋅加抗憂鬱藥一組，卻持續進步，證實鋅可強化一般抗憂鬱藥的療效。

研究學者又於二〇〇九年進行第一個大型「添加鋅療法」臨床試驗。召募六十位十八到五十五歲的重度憂鬱症患者，隨機分配每日使用 imipramine（丙咪嗪）加二十五毫克的鋅或 imipramine（丙咪嗪）加安慰劑，為期十二週。結果，憂鬱症藥物加上鋅可改善效果，而且對藥物治療無效者影響最大。表示，藥物治療無效的患者，也許就是因為缺少鋅。

鋅也有助於情緒低落卻未診斷為憂鬱症的人。日本研究召募三十位停經前女性，隨機分配受試者每天使用七毫克鋅或是綜合維生素，為期十週。抽血檢測後發現，使用鋅的女性，憂鬱、沮喪和憤怒的情緒明顯降低。

鋅味覺測試

大部分的醫師，會利用血液檢驗來判斷鋅是否足夠，但我認為，「味覺測試」是更快速有效用安全的方式。味覺會根據體內的鋅是否有足夠而有所不同，方法如下：

1、使用濃度極稀的鋅溶液進行測試。

2、測試前，硫酸鋅補充液需存放於室溫下二小時。病人需在測試前一個小時禁止飲食或吸煙，以確保嘴巴裡沒有任何味道。

3、病人將一茶匙的飲用鋅溶液，放在嘴裡十秒鐘，再吐出或吞下。

並記錄嘗到的味道：

- 沒有味道或嚐起來像水。
- 剛開始嚐沒有味道，但幾秒鐘後開始覺得口乾、有礦物、碳酸氫鹽、皮革或甜甜的味道。
- 剛開始確實有個不好聞味道，但不是很濃，隨著時間增長味道也隨之加劇。
- 立即有不好聞、濃郁、或金屬味，可能會持續一個半小時或更長。

如果結果是落在第一或二種，建議每天三次服用二至三茶匙的鋅味覺測試液（一水硫酸鋅）等到感覺味道很強烈時，再停止服用。

如果實驗結果是第三或第四種，建議服用含有十五毫克以上鋅的綜合維生素，應該就足夠了。但我還是必須聲明，雖然補充鋅是安全的，但仍然需要與醫師討論，搭配其他療法，才是最有效的。

當見到二十八歲的蓋比，她已和憂鬱症病纏鬥了十四年，用了三種抗憂鬱藥物，讓她的生命「維持下去」，情緒卻沒有改善。

我仔細觀察她發現，蓋比有許多鋅缺乏的症狀。例如，覺得鋅測試液的味道像水、有成人痤瘡、指甲上有白點。血液檢測結果也證明了我的推測——她體內的鋅明顯不足。

於是我建議蓋比服用鋅補充液，搭配其他療程，她的情緒便有所改善。一年後，蓋比就不用吃藥，也不再受憂鬱症折磨。

鋅對心理健康是必要的，可惜，沒有大型的製藥公司願意花費數千萬美元研究相關健康產品，因為它無法申請專利製成產品銷售。但是，精神科醫師和患者都應該了解，鋅對人體健康的重要性，任何有憂鬱症狀的人，都應該確認鋅的濃度，給予補充。

10—2 銅和憂鬱症

身體所需的銅雖然不多，但是過多過少都是問題。

銅集中在心臟、肝臟、腦部和腎臟，會協助紅血球、骨骼、神經、和大腦的生長運作，也有助於在製造前列腺素，調節心跳和血壓，還可將脂肪、蛋白質和碳水化合物轉換成能量，對抗自由基。少了銅，會導致貧血、血壓升高、腹瀉、呼吸困難、免疫功能下降、心電圖異常等問題。

不良飲食習慣或藥物（包括地拉韋啶 Rescriptor，用來治療 HIV 病毒感染；乙胺丁醇 Myambutol 用來治療肺結核；以及青黴胺，用於治療類風濕關節炎），消化或腸道功能不佳，身體就無法得到足夠的銅，影響營養素吸收、慢性腹瀉，甚至造成鋅過量，因為銅和鋅在腸道會競爭吸收。年長者、素食者、運動員、孕婦及早產兒，都是銅缺乏的高危險族群。

銅含量過量與憂鬱症

對人類來說，銅雖然不可或缺，但是如果過量，卻可能導致憂鬱症。

很早就有研究指出，憂鬱症患者銅含量可能比較高。在一九九一的研究，比較三十五位憂鬱症患者和三十五位健康受試者的銅含量發現。憂鬱症患者銅含量明顯較高（122μg/dL），比健康成人高

（107μg/dL），當憂鬱症病患狀況好轉時，銅含量就明顯下降（104μg/dL）。

二〇〇七年的研究，比較七十八位產後憂鬱婦女和健康者的銅含量。產後憂鬱症婦女的銅含量也是明顯著升高（131μg/dL）。

二〇一〇年發表於Journal of Affective Disorders（情緒障礙期刊）的研究結果顯示，憂鬱症患者銅的含量普遍比較高。

憂鬱症患者銅含量較高的成因，至今仍不清楚，但是，銅是神經傳導物質多巴胺，轉換成去甲腎上腺素時的必要的元素，也許是多餘的銅擾亂大腦化學物質平衡，干擾細胞生成能量，或神經系統傳輸信號。

若發現銅含量過高，通常在療程中添加鋅，並切斷多餘的銅來源，可以改善。

銅含量過低和憂鬱症

銅不足也是個問題。雖然目前研究還不是很多，但我發現，憂鬱症患者的銅含量普遍過低，適量補充後才改善許多。我想，銅含量過低會導致憂鬱症的原因，可能與多巴胺有關：合成多巴胺時需要銅，因此銅缺乏，可能導致情緒調節的神經傳導物質過低。

所以我建議，在診斷憂鬱症時，應評估病人的銅含量。如果含量過高，應盡量避免下列來源：

- 牙套可能含有過量的銅。

- 飲用來自銅管的水。
- 食用銅製鍋具烹調的食物。
- 工作時經常接觸銅（水電工、機械工程師、焊接工人，以及工作中會常使用到銅的人）。
- 使用特定的避孕藥或銅UD的人。

另一方面，如果銅的含量過低，就要適當補充。銅過低的原因，可能是飲食，特別是減肥餐、乳糜瀉、短腸症或其他疾病。老年人因缺銅而引發憂鬱症的機率較高。

另外，鋅如果補充太多，也會缺銅，所以不要在沒有專業醫護人員的監控下，服用超過一百毫克的鋅，以免銅含量過低而導致憂鬱症。

我有位病患——梅根，是位二十七歲的能幹會計師，飲食營養均衡，不常吃新鮮蔬果和全穀類食品，加上適量的魚和紅肉，營養應該是充足的，卻還是得了憂鬱症。在我仔細檢查後，發現她體內的銅含量明顯過低，適當補充後，憂鬱症就改善許多。

10—3

其他礦物質與憂鬱症

鎂

第七章節曾提及，鎂有助於睡眠，還是人體必需的營養素，大量的分佈身體各處。體內的鎂大約有百分之五十四是儲存於骨骼中，肌肉約有百分之二十七，而心臟和肝臟約佔百分之十九。血液中最少只含有百分之一的鎂。

身體調控鎂的含量是很嚴謹的，以維持身體機能：

- 維持免疫系統健康。
- 維持骨骼強度。
- 調節血壓。
- 製造蛋白質。
- 確保神經系統的作業正常。
- 維持穩定的心跳。

如果缺乏鎂，可能導致心律不整、噁心、食慾不振、癲癇、疲倦、肌肉無力、協調性不良、性格改變，也可能會使憂鬱、煩躁、緊張、焦慮等負面情緒惡化，引發記憶力和注意力退化、偏頭痛、疲倦、過動症。

克隆氏症（Crohn's disease）酗酒、糖尿病、年長者等族群，鎂含量常常不足，有些藥物如利尿劑（furosemide Lasix）、布美他尼（bumetanide, Bumex），以及抗生素如 gentamicin（見大黴素）。會干擾身體吸收或利用鎂。就要多補充深色葉菜類、堅果、全麥麵包、豆類和豌豆等含鎂食物。盡量不要吃精製麵粉，因為所含的鎂和全麥穀類相比少很多。

壓力是另一個讓鎂缺乏的重要原因。

當有壓力時，第一個被耗盡的礦物質就是鎂，即使是低程度的壓力，都有缺鎂的風險。

許多美國人都缺乏鎂。根據研究結果顯示，很多美國成人無法從飲食中攝取足夠的鎂。過去一個世紀以來，鎂的攝取量大幅降低，從二十世紀初每日大約五百毫克，至今每日攝取量少於三百毫克，約有三分之二美國人，鎂的攝取量低於每日營養素建議攝取量（RDA，男性為四百二十毫克，女性為三百二十毫克）。因為許多食物都是加工食品，鎂的含量較低，飲用水和烹調過程也會流失鎂和其他礦物質。

缺鎂可能會引發憂鬱症。透過小白鼠實驗發現，如果鎂含量過低，會增加焦慮和類憂鬱行為，有自殺傾向的憂鬱症患者，腦脊液（CSF）中鎂的含量普遍很低。但若是過高，那也可能會引起憂鬱。

當鎂作用不協調時，就會使憂鬱症發作，身體如果過度作用，會使血液中的鎂過高。因此，鎂過量也是憂鬱症的指標。

但是，大腦、腦脊液或其他地方鎂含量的變化，導致憂鬱症的原因仍然未知。有一種理論認為，缺鎂會使過量的鈣流入神經系統，損害神經，降低血清素的濃度，引起憂鬱症。

憂鬱症患者，鎂的攝取量通常比較少，所以腦脊液中鎂的含量較低，原則上補充鎂就可改善。一九二一年，已有研究證實，鎂可以成功治療憂鬱症。

二〇〇八年，研究比較鎂和一般藥物 imipramine（丙米嗪）的療效。研究人員讓二十三位年長、患有第二型糖尿病、憂鬱症的受試者，每日使用四百五十毫克的鎂，或五十毫克的 imipramine（丙米嗪），為其十二週。結果發現，鎂對於憂鬱症患者有療效。

所以我主張所有病患都應進行鎂的檢測，分析他們飲食和營養品礦物質的攝取量，以及任何可能消耗鎂的因素（如壓力）。如果血液濃度不在正常範圍，應建議患者攝取富含鎂的食物以補充鎂。

消耗鎂的原因很多，例如壓力、藥物，建議嘗試冥想或壓力管理課程，與換成不會妨礙礦物質吸收的藥物。

如果出現，下列四種常見的症狀，建議要補充鎂每日三百至六百毫克的鎂（甘氨酸鎂或檸檬酸鎂的形式），症狀就能改善：

- 失眠
- 便秘
- 焦慮
- 肌肉痙攣

診療計劃必須依個人的狀況設計，因為每個病患都是獨特的。如果只是單單依據大多數人的平均結果來建議，治療效果會不佳。

鋰

另一種與憂鬱症有關的礦物質是鋰。

鋰是一種能預防和治療躁鬱症狂躁期的藥物，是天然的金屬元素，與氫、氮、鈉、鉀和其他元素等同列於週期表。在每一個器官和組織都可以發現鋰，美國農業部已認定，鋰是極為重要的元素，有助於穩定情緒，調節神經傳導物質，保護腦部細胞免於早衰等作用。典型的美國成人，每天需攝取六百五十至三千一百微克（µg）的鋰，主要來源為穀物、蔬菜和飲用水。

在十九世紀七〇年代，它被紐約 Bellevue 教學醫院（貝爾維教學醫院）用來有效治療狂躁症，但效果卻被心理健康機構忽視，直到一九四九年，澳洲的精神病學家重新發現它有助於治療狂躁症，美國在一九七〇年核准用鋰治療狂躁症。

在一九八一年，英國精神病學雜誌（British Journal of Psychiatry）的文獻指出，八名受試者使用一般抗抑鬱藥物與鋰治療憂鬱症，「四十八小時內顯著改善憂鬱症狀」。二〇一〇年，有超過四十個研究結果證實，鋰對憂鬱症治療的有效。

鋰也有助於降低自殺率。二〇〇七年臨床精神病學雜誌（Journal of Clinical Psychiatry）的巨集分析三百二十九位重度憂鬱症患者，發現鋰可降低百分之八十八的自殺風險；二〇〇五年，美國精神病學雜誌（American Journal of Psychiatry）分析，「鋰可有效預防自殺、蓄意自我傷害，以及情緒障礙的患者因各種原因造成的死亡。」

二〇一〇年日本研究，比較日本十八個不同城市自來水鋰的含量和自殺率，發現水中鋰的含量越多，自殺率越低，水中鋰的含量越低，自殺率越高。

目前還不清楚鋰是如何穩定情緒。可能是因為有多種酵素、荷爾蒙、維生素受鋰影響，或是它有助於身體代謝維生素B_{12}和葉酸。

近期研究已證實，鋰可以對抗腦部發炎以穩定情緒，改善憂鬱。研究中餵食大鼠含有氯化鋰或不含鋰的飲食，為期六個星期。在六個星期的最後階段，將誘使發炎的細菌注入大鼠的腦中，然後進行分析。研究人員發現，鋰可降低發炎物質花生四烯酸（arachidonic acid）的含量，且增加抗發炎物質17-OH-DHA的含量。過多或不必要的發炎可能會損壞敏感的腦細胞，它可能會引發憂鬱症。鋰可藉由降低損傷所引起的發炎發揮其療效。目前鋰為醫師處方簽，建議每日使用六百到一千八百毫克。但需要與專業醫師討論，以免有腎臟損傷、甲狀腺損傷等副作用。

雖然精神病學界認為鋰是種藥物，但我卻認為它是自然的情緒穩定劑，大多數的人只需少量，可由食物和水取得。

我的經驗是，使用鋰乳清酸（lithium orotate）約五至二十毫克，可以穩定患者情緒，對於有酒精成癮、躁鬱症、憂鬱症家族史的病患特別有幫助。因為劑量低，很少有副作用，也無須進行血液測試來監控含量。

四十九歲的大衛，是我的一位躁鬱症病人，多年來使用鋰治療，卻傷害了腎，而其他藥物也沒有效果。這樣的狀況持續了兩年，才來請我幫助他。我試著用鋰乳清酸治療，每天十毫克，神奇的是，他恢復了以往的生活，而且腎臟並沒有惡化。

鉻

鉻（Chromium）是人體不可或缺的元素，也與憂鬱症息息相關。人體健康需要少量的鉻，許多食物雖然都含有鉻，但是含量很少，無法滿足每天所需的五十至兩百微克（μg）的量。而且若有感染、運動、生理創傷、高單醣飲食、壓力，更容易流失鉻。

鉻普遍用來平衡胰島素代謝及膽固醇濃度，可以穩定血糖及能量，強化人體的血糖耐受力。鉻元素同時可以幫助降低體脂肪、總膽固醇、三酸甘油酯，及低密度脂蛋白（LDL，或壞膽固醇）提升高密度脂蛋白（HDL）或好膽固醇）。

International Journal of Neuropsychopharmacology（國際神經精神藥理學期刊）在二〇〇〇年發表的一篇論文中提到，「難以治療」的成年憂鬱症患者，在補充鉻之後，症狀皆大幅改善，患者心中非常愉悅。

此研究招集了十五位非典型憂鬱症患者，隨機給予六百 μg 的鉻補充劑（chromium picolinate）或是安慰劑，為期八週。最後，百分之七十使用鉻補充劑的患者有效改善症狀，而使用安慰劑的人，則沒有任何改善。

雖然這是一項小型研究，但已經顯現鉻元素對憂鬱患者確實有效。同樣也有大型研究證實，鉻對憂鬱症的效果。

在一百一十位輕鬱症患者研究中，受試者隨機服用每天 400 μg 的鉻補充劑（chromium picolinate），為期兩週；其他人服用每天 600 μg，為期六週；或是安慰劑，為期八週。結果發現，鉻補充劑使用者，在憂鬱症改善程度，遠遠優於安慰劑使用者。可見鉻是有效的抗憂鬱劑。

目前還不清楚，鉻是如何對抗憂鬱症。也許是提升胰島素敏感性的同時，促進血清素及正腎上腺素的活性。

我認為鉻元素是針對某些人有效，對其他人就不一定。因為每個病患都是獨立的個體，有個別化的需求。

絕大多數的基層醫師與精神科醫師，都不會去檢查患者的鉻元素狀態，我建議在診斷時，要檢測鉻元素的含量，當太低時必須補充，通常對憂鬱症會有改善。

碘

碘是自然的微量元素，可以用來製造甲狀腺荷爾蒙 T3 與 T4。雖然需要量很少，但若是攝取量太低，會甲狀腺腫大（visible goiter）。

碘常存於海水、碘鹽與土壤中，也是多數人主要的攝取來源。

雖然目前還沒有非常多的研究，證實補充碘可以改善憂鬱，但是因為甲狀腺荷爾蒙問題會導致精神疾病症狀，增加精神疾病惡化的風險。有將近百分之二十五的憂鬱症患者，甲狀腺都有狀況。而碘的含量，會影響甲狀腺，相信也會連帶影響精神病症，所以我建議，必須檢測憂鬱症患者的碘濃度，如果偏低，就必須將它調理回復到正常範圍。

研究發現，使用標準抗憂鬱劑搭配甲狀腺荷爾蒙治療時，效果明顯優於使用單獨藥劑。對大部分的人來說，補充碘來提升甲狀腺功能，可以大大的改善憂鬱症。

憂鬱症是一種多元性的病，光是檢測利用標準 TSH 檢測的結果來判定正常與否是絕對不夠的。我建議使用完整的甲狀腺功能篩檢（檢測游離 T3 及 T4 的濃度），再加上碘元素的攝取與濃度的評估。

鐵

很少有精神科醫師，會想到憂鬱症與鐵有關。

但是，鐵卻與憂鬱症有很大的關聯。鐵質用於調節細胞生長、製造血紅素輸送氧氣。缺鐵會讓氧氣無法運送到身體細胞，導致疲勞、注意力不集中、免疫系統衰弱、消化不良、骨骼脆弱、體溫失調、容易感染，以及學業與工作表現不佳等等生理問題。

在紅肉、魚類、家禽、豆類、扁豆、穀類等食物中，含有豐富的鐵，如果含鐵食物攝取不足，或是食用太多抑制鐵質的食物（如纖維素及植酸）就會缺鐵。缺鐵最大風險族群包括如下：

- 孕婦（懷孕期間需要更多的鐵）
- 嬰孩（十三到十八個月）
- 幼童
- 青少女
- 生育年齡的女性（尤其是經血量大的女性）
- 患有影響鐵質吸收的腹腔疾病或其他胃腸道疾病

缺鐵會壓抑情緒，二〇〇七年的研究中，將一百九十二名德黑蘭年輕女性（其中七十七名為憂鬱患者）與一百二十五名一般女性相比，發現憂鬱症女性的平均鐵濃度明顯低於健康女性。

缺鐵性貧血也會影響生育後女性的情緒。

二〇〇五年針對剛生產完的南非憂鬱症女性（有些鐵質缺乏，有些則無）的研究，證明補充鐵質可以改善憂鬱。其中部分新手媽媽每天給予補充維生素C與葉酸，其他則給予維生素C、葉酸與一百二十五毫克的鐵劑，於生育後十週與九個月後分別進行檢測。在鐵質缺乏的女性中，二十五%經由鐵質的補充改善了憂鬱及壓力程度。即使鐵質會影響情緒已成事實，但卻常常被醫師忽略，尤其是在鐵質剛開始往下降時，通常要等到濃度值低到「有問題」，才會被重視。

我建議所有患者，都必須確認自己的鐵質及鐵蛋白濃度。鐵蛋白濃度（Levels of ferritin）是一種結合鐵質的蛋白質。身體中大部分的鐵都是結合於鐵蛋白中，所以可以用來確認鐵質。如果鐵質與鐵蛋白濃度偏低，就應該多吃含鐵食物。當鐵蛋白濃度接近一百 μg/L，同時鐵質濃度高於五十 μg/dL，我通常會建議補充甘胺酸鐵（ferrous bisglycinate），比較不會產生噁心、便祕、胃絞痛等副作用，同時搭配十毫克的鐵蛋白補充品，一天兩次直到鐵質與鐵蛋白濃度恢復正常。

然而，補充時必須謹慎，過量的鐵對身體是有害的。男性與停經女性在沒有確認是否缺乏時，不應該使用鐵劑，目前也無法對鐵質過高者做進一步的治療。

礦物質佔人體的比例雖然不高，對健康來說卻是非常重要的。很多美國人吃的食物太豐富，卻不營養。不僅熱量很高，而且欠缺生理及心理健康所需要的營養素。尤其是微量元素，更是影響心理健康，導致憂鬱症。

最後還是要提醒幾點：

- 礦物質與其他營養素，會影響腦功能與情緒。
- 在評估憂鬱症患者時，醫師一定要考慮微量元素失衡的可能性。
- 每一個有憂鬱傾向的人，都必須接受微量元素缺陷的評估。
- 每個人都是獨一無二的，必須進行個人化的評估分析。
- 任何微量元素攝取過多，都會造成礦物質失衡，必須在專業醫護人員的指示下補充。
- 最佳的補充方式是，食用含礦物質的高營養天然食物，或是全天然食物製成的補充品。

幸好，這些營養不良的情況是可以改善的。相信對那些藥物及心理療法無效的患者，將可以幫助他們改善長期性的憂鬱症狀。

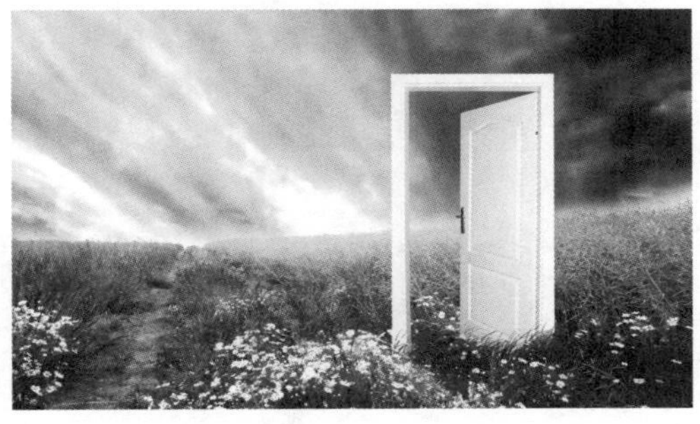

11

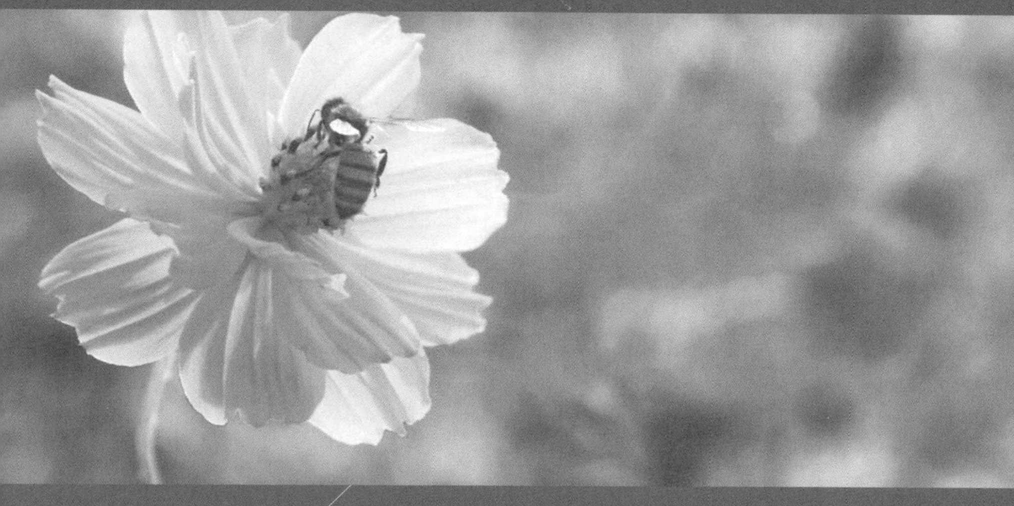

Chapter 11 E ——必需脂肪酸與膽固醇

人的大腦是一個富含脂肪的器官，需要豐富的必需脂肪酸、膽固醇和天然的脂質才能運作。分析大腦的成份，約百分之六十是脂肪，百分之二十五是脂肪酸。大腦的脂肪被整合成不同形式的腦細胞，執行眾多任務，人體才能健康快樂。

11—1

脂肪酸——脂肪的原料

所謂的脂肪，通常是指由有機化合物組成的脂肪酸，進行多項機能促進身體健康。脂肪酸是人體基本組成分子，藉由特定的組合連接在一起，合成不同的脂肪。

不管是身體可以自行合成的脂肪酸，或是一定要從食物中獲取的必需脂肪酸，對細胞都很重要。可以增強健康的神經系統、免疫系統、皮膚和關節、調節食慾、燃燒體內脂肪、製造激素並控制發炎症狀。人體需要大量的脂肪酸，大多數可以從食物中攝取，再透過消化過程分解脂肪。但是有兩種必需脂肪酸——亞麻仁酸和亞麻油仁酸（linolenic acid and linoleic acid），身體不能自行合成，只能從食物中獲得。

什麼是脂肪酸？

脂肪酸基本上是一個碳原子鏈的組合，除了碳鏈的頭尾外，每個碳原子前後都由分子鍵連結起來。想像一列火車，除了車頭和最後一節，每節車廂前後掛著其他兩個車廂。每一個鏈中的碳原子（除了在兩端的碳原子）的兩側，會有像突出手臂一樣的分子鍵可以連結到氫原子。當所有鏈中的碳都連結到兩個氫原子，這樣的脂肪酸就被稱為飽和脂肪酸。可比喻成飽和的海綿，無法容納更多的氫原子。

但是，如果有一個碳原子釋放一個氫原子，也就是說現在這個碳原子只抓到一個氫原子，這樣子的脂肪酸被稱為單元不飽和脂肪酸或多元不飽和脂肪酸，這取決於這鏈上有多少這樣的碳原子（只有一個這樣的碳原子叫單元；一個以上這樣的碳原子叫多元）。

如果第一個被移去的氫原子在這一列中的第三個碳，這樣的脂肪酸就被稱為 ω-3 脂肪酸。如果被移去的氫原子發生在第六個碳，就被稱為 ω-6 脂肪酸。這似乎並無多大差別，但是在生化的三維領域中，單個原子位置的不同就會形成不同的世界，可能是使分子間互動，也可能是防止分子間的接觸。

ω-3 脂肪酸大多存在於魚、魚油、亞麻籽油、核桃中，ω-6 脂肪酸主要是存在於玉米、大豆或葵花子油、乳瑪琳、蛋和肉中。兩者在腦功能上都有關鍵性的作用，因此，兩者都是均衡飲食的必要組成成分。不過，由於在某些情況下，ω-6 脂肪酸會促進發炎反應，而 ω-3 脂肪酸則可以幫助平息發炎反應，所以攝取適當比例的 ω-6與 ω-3 脂肪酸很重要，建議比例是四比一。不過美國人的飲食中，ω-3 脂肪酸只有 ω-6 的二十五分之一，實在太低。

過量攝取ω-6加上同時缺少ω-3脂肪酸，造成憂鬱、過敏、心絞痛、關節炎、行為障礙、癌症、糖尿病、老年癡呆症、心臟病、免疫功能低下、發炎類病症、自體免疫性疾病、肥胖病、牛皮癬、精神分裂症、中風、視力障礙。因為一般飲食中富含大量的ω-6脂肪酸，尤其是烹調用油、油炸食品、加工食品、垃圾食品，加上飲食中常有飼養牛和養殖魚，牠們含有的ω-3脂肪酸只有野生的五分之一。

儘管飲食中富含脂肪，但是必需脂肪酸仍是低於標準，顯見並沒有攝取正確的脂肪酸種類，也沒有取得適當的比例。

必需脂肪酸與憂鬱症

有兩個特定的ω-3必需脂肪酸，對大腦健康很重要——EPA和DHA。他們就像是大腦的燃料，有助於控制腦部退化與慢性發炎（如阿茲海默症）。EPA可以維護神經細胞膜，而DHA是大腦灰質和視網膜脂肪酸的主要成分，有助大腦傳輸信號。

飲食對大腦的影響很大。在老鼠實驗中證明，飲食改變後短短數週，老鼠大腦脂肪中的內容物便有所不同。

DHA有助於藉由增加血清素（減輕憂鬱症的一種神經傳遞物質）幫助調節情緒。如果在人類神經發育早期（胚胎與胎兒階段）的ω-3脂肪酸供應不足，會導致大腦中DHA的含量較低。

許多研究證實，必需脂肪酸含量會影響腦功能。缺少DHA或ω-3脂肪酸的嬰兒，視覺和認知能力成長可能受限。ω-3 缺乏可能會導致注意力不足、記憶減退、老年癡呆症或中風。DHA 或其它 ω-3 脂肪酸過低，還可能引起憂鬱症和躁鬱症。

目前的研究中，已有許多研究證實：

1、輕度憂鬱者的脂肪組織中，DHA 比沒有憂鬱症狀的人少百分之三十四。

2、血液中必需脂肪酸含量過低，可能與產後憂鬱症有關。母體轉移大量的必需脂肪酸給發育中的胎兒，當嬰兒出生後，母體要重新恢復 EPA，恢復的時間越長，產後憂鬱症的風險就越大。

3、與健康人相比，躁鬱症患者有較低的 EPA、DHA、和 α-亞麻酸（身體用來製造EPA的 ω-3）。

4、自殺的念頭與血漿中低含量的 DHA 有關，也和高比例的 ω-6/ω-3 脂肪酸比有關。

必需脂肪酸含量過低會引發憂鬱症，我建議增加攝取 EPA 或 DHA，症狀就會有所減緩。

在著名的醫學雜誌「刺血針」（Lancet）的一項研究發現，魚類（ω-3 脂肪酸的一個主要來源）消費量較高的族群，得到憂鬱症的比例較低。另外還有許多正面的研究結果：

1、海鮮對於預防產後憂鬱症、躁鬱症有效。

2、雙盲實驗證實，每天九點六克的 DHA 和 EPA，八週後情緒明顯改善。

3、若給予六到十二歲的孩子補充 EPA 和 DHA，無論在兒童憂鬱評定量表（CDRS）、兒童憂鬱量表（CDI）、臨床總體印象量表（CGI）的評量上，都顯示能改善憂鬱症。

4、每日服用九點六克的 ω-3 脂肪酸再搭配用藥，有助於穩定躁鬱症。

5、兒童和青少年每天服用三百六十毫克的 EPA 和一千五百六十毫克的 DHA 有助改善躁鬱症和憂鬱症。

6、在二〇〇二年，英國和蘇格蘭的研究人員在一項雙盲實驗中，隨機抽驗七十名對標準藥物沒有反應的憂鬱症患者。除用藥外，病人隨機服用安慰劑或二十碳五烯酸乙酯（ethyl-eicosapentaenoate 另一種形式的 EPA），分別在十二週內每天一至四克的劑量。二十碳五烯酸乙酯每天一克的劑量，可有效治療憂鬱症患者，焦慮、睡眠、性慾和自殺慾。不過高劑量的二十碳五烯酸乙酯，在研究中並沒有發現任何比安慰劑更大的效益。

7、在二〇〇八年，EPA 被證明與百憂解有同樣療效，兩者併用效果更好。

加拿大的研究人員，進行大規模的有效研究，針對四百三十名患有憂鬱症至少四星期的患者進行調查。

受試者隨機服用 EPA 和 DHA 或安慰劑，為期八星期。結果顯示，ω-3 脂肪酸補充劑，比安慰劑更能改善、紓緩憂鬱症。

朱莉，是我一位年輕病患，卻已罹患躁鬱症十年，我還記得，面談時她不停的抱怨皮膚乾燥、疲勞、過敏、口渴，這些都是 ω-3 脂肪酸缺乏的症狀，所以我留意她的飲食狀況。發現她的飲食不平衡，體內缺乏許多營養，尤其是 ω-3 脂肪酸明顯過低。

所以我幫助她改善飲食，短短幾個月後，她不再感覺皮膚乾燥、口渴，情緒與能量也提昇許多。

在我所接觸的個案中，太多的憂鬱症患者，必需脂肪酸含量都偏低，如果經檢驗確認為脂肪酸缺乏，我建議補充相關營養品可能會有幫助。

在飲食中添加必需脂肪酸

對於大多數美國人而言，攝取足夠的脂肪很簡單，但是要攝取足夠正確的脂肪，就困難了。建議大家嘗試以下方法：

1、每週至少吃海鮮兩次，尤其是鮭魚、鯖魚、鯡魚、沙丁魚、比目魚、長鰭鮪魚。盡量無油烘烤，避免油炸，因為油炸可能破壞ω-3脂肪酸。

2、吃「野生」魚類，而不是「養殖」魚類，養殖的ω-3不飽和脂肪酸通常比野生的少得多。

3、盡可能吃草食性動物的肉，因為這些含有較高的ω-3/ω-6比例。

4、多吃富含ω-3脂肪酸的食物，如核桃、胡桃、南瓜子、芝麻、芝麻醬、鷹嘴豆泥、豆腐、新鮮菠菜。

5、定期檢查體內必需脂肪酸含量。

6、服用優質ω-3補充品，像是標有ω-3的魚油、EPA、DHA、必需脂肪酸、含有EPA、DHA、γ-亞麻酸的補充品或魚肝油。一定要仔細閱讀標籤，以免買到劣質品。

雖然ω-3脂肪酸對精神和身體健康有好處，但也不能過量，否則會擾亂ω-6和ω-3脂肪酸的比例，可能使血液稀釋，導致過量出血和不容易凝血。服用ω-3補充品前務必請專業醫師協助。

二十年來，我經常建議患者同時攝取ω-3和ω-6脂肪酸，特別是對那些有濕疹、皮疹，或其他ω-6脂肪酸缺乏的皮膚病患者。建議服用琉璃苣油或月見草油形式的ω-6脂肪酸（可以擦在皮膚上）。

但是，我仍然大力提倡為每一個病人制定客製化的治療。因此在治療方式上，建議要與醫師仔細溝通討論。

雖然，必需脂肪酸、EPA和DHA並非萬靈丹，但是有足夠的科學證據，必需脂肪酸的比例與劑量可能會干擾正常情緒。

精神科醫師應該確保病人了解必需脂肪酸的重要性（ω-6脂肪酸：ω-3脂肪酸約四比一）。除非病患正在服用血液稀釋藥物，不然補充必需脂肪酸、EPA和DHA並不會有明顯副作用。

11—2

膽固醇和憂鬱症

高膽固醇是心血管疾病的危險因子（心臟病發作和動脈堵塞會引起中風）。膽固醇因此被認為是危險物質。但膽固醇也有其重要性，大腦需要它才能運作。

膽固醇是一種蠟狀類固醇的代謝產物，透過人體血液運輸，確保細胞膜的正常運行以及轉換成維生素D，用來製造性和壓力荷爾蒙，並且包覆神經細胞，提昇神經系統效率。

膽固醇大部分在肝臟生產，食物中相對較少，約百分之十五。人體會與食物中自行產生的膽固醇取得平衡，如果有更多的膽固醇被攝取進來，體內產生的就會變少。如果攝取得少，體內就會產生多一點膽固醇。

一八五六年，德國病理學家魯道夫．魏爾蕭提出脂質假說，在二十世紀後半期被受關注。魯道夫．魏爾蕭認為，總膽固醇和低密度脂蛋白LDL（壞膽固醇）因為破壞動脈血管內壁，而提昇心血管疾病的風險。另一方面，高密度脂蛋白HDL（好膽固醇）藉由帶走壞膽固醇來保護血管內壁，有利心血管健康。

總膽固醇目前指標如下：

- 建議值低於兩百毫克／分升
- 臨界值兩百至兩百三九毫克／分升
- 高風險值兩百四十加毫克／分升

儘管心血管疾病的原因多元，但是膽固醇在數十年來仍被認為是主要原因，所以，各界都致力於減少膽固醇指標，宣導降低膽固醇和低密度脂蛋白LDL。但是許多研究顯示，膽固醇與心血管疾病並非完全相關，低總膽固醇甚至已被認為與憂鬱症和自殺有關。

在八〇年代的研究發現，當總膽固醇過低，會提高憂鬱症、自殺、事故和兇殺死亡的風險。可能的原因如下：

1、一九九三年「Lancet刺血針」期刊論文中提到，七十歲以上的男性憂鬱症患者中，血漿總膽固醇較一般人低。

2、二〇〇〇年出版的心身醫學期刊（Psychosomatic Medicine）指出，比較四十歲到七十歲男性憂鬱症患者，低總膽固醇發病率較高。

3、低膽固醇的女性也容易憂鬱，一九九八年，瑞典研究三百名三十一到六十五歲，居住在斯德哥爾摩附近的健康婦女，測試其膽固醇和憂鬱症狀的結果顯示，低膽固醇罹患憂鬱症的比例也較高。

4、二〇〇一年精神病學研究（Psychiatry Research）檢視在愛爾蘭接受初步治療的病患，發現低膽固醇者憂鬱程度較嚴重。

5、義大利研究人員測量了一百八十六例憂鬱症患者的膽固醇，發現低膽固醇患者症狀較嚴重。二〇〇八年的薈萃分析（metaanalysis）發現，膽固醇較高，憂鬱症症狀較輕，較低的高密度脂蛋白與「長期憂鬱症狀」相關。

低膽固醇和自殺

憂鬱症患者最大的恐懼，是看不到生存的意義。

多重危險因素互動試驗（MRFIT）早已證明，低膽固醇和自殺之間有所關聯。根據明尼蘇達大學的研究分析，發現總膽固醇低於一百六十毫克的人，比膽固醇較高的人更容易自殺，其他研究證據如下：

1、二〇〇八年研究顯示，男性躁鬱症患者，曾試圖自殺的人，膽固醇和血液中的脂肪含量較低。

2、二〇〇八年，臨床精神病學期刊（Journal of Clinical Psychiatry）的論文說明，低膽固醇可能與自殺意圖有關。

3、膽固醇含量也會影響自殺方法。二〇〇八年，精神病學研究期刊（Psychiatry Research），對十九名試圖暴力自殺、十六名非暴力自殺與二十名健康組進行比較，發現暴力自殺未遂者膽固醇和瘦體素明顯較低。

二〇〇四年的研究顯示，低總膽固醇可作為自殺風險的指標。研究正常組的平均血液清總膽固醇是一百九十毫克／分升，非自殺性憂鬱者組，和自殺的憂鬱症患者分別是一百八十毫克／分升與一百五十毫克／分升之間。這項研究說明，總膽固醇水平可以用來衡量可能的自殺風險（低於一百八十毫克／分升）和輕微風險（一百五十毫克／分升以下）。低膽固醇和自殺，尤其是暴力自殺，是相關的。殺人和對他人施暴也與低膽固醇相關。瑞典的研究，測量近八萬名二十四到七十歲暴力罪犯的膽固醇，顯示低膽固醇讓暴力犯罪增加。

膽固醇憂鬱連結

與自殺和暴力最相關的，是血清膽固醇。那腦中的膽固醇含量又對人體有何影響呢？

加拿大二〇〇七年在國際神經精神藥理學期刊（International Journal of Neuropsychopharmacology）中，首次檢視這個議題。

研究比較四十一名自殺者，與二十一名其他死因死者的大腦膽固醇含量。結果發現，暴力自殺者的膽固醇含量比別人少，特別是在額葉皮質（大腦「執行」作業的部位，控制做出正確的決策能力）最為明顯。

但是到目前為止，低膽固醇與憂鬱症相關的確切原因，還不清楚。在第八章中，談過膽固醇對合成所有類固醇激素和性激素，是不可或缺的。第十三章中也提及，膽固醇能幫助合成維生素Ｄ。膽固醇是人體重要的關鍵，是如何影響情緒和大腦功能？

研究推測，低膽固醇會改變大腦化學物質，抑制生產神經傳遞物質血清素。另一種說法是，膽固醇可以減輕發炎、改善憂鬱。現在有越來越多關於膽固醇的想法與研究，我想，未來必定可以發現，膽固醇與憂鬱症之間的密切關聯。

危險的趨勢

多年來，我看見越來越多的人，使用他汀類（statin）藥物，導致膽固醇降低。

丹尼爾，一個四十二歲的執行長，因為工作壓力而憂鬱和焦慮，希望我可以給他一些幫助。我見到他的時候，他並不是一位威風凜凜的高階主管，只是一位疲憊的男人。在詳細檢查之後，我發現他的膽固醇只有一百二十五毫克，而且曾接受他汀類藥物治療，膽固醇一直無法提昇，情緒低落無起色，所以我建議他，暫時停用他汀類藥物。在三個月內，膽固醇恢復正常化，鬱悶心情也消失無蹤。

他汀類藥物，目前多用來減輕輕度憂鬱，如果患者體內有發炎徵狀與心血管疾病，就可以用藥。目前約有八千萬美國人使用他汀類藥物，新型他汀類藥物，也約有六百五十萬人使用。我的許多病人，都因為家庭醫師或心臟病專家的建議，而服用他汀類藥物或降膽固醇藥物。

醫師經常對膽固醇正常的人，開立降膽固醇藥物處方，特別是有糖尿病、家族心臟病史、或其他心血管疾病的患者。對於精神疾病患者來說，是有傷害的。膽固醇標準值應為一百六十五毫克以上。對於某些患者而言，僅需要簡單調整飲食與用藥，即可達成。改變飲食，攝取蛋類與其他富含膽固醇的食品，只要適當管控，也能確保心血管疾病不惡化。

膽固醇、必需脂肪酸與憂鬱症密切相關，了解缺乏必需脂肪酸和膽固醇的後果，對有效地治療憂鬱症是非常重要的。無論是藥物、遺傳、或因飲食讓膽固醇降低，都會令大腦無法處於最佳狀態。低膽固醇可能導致憂鬱症，阻擋憂鬱症治療的成功之路。

12

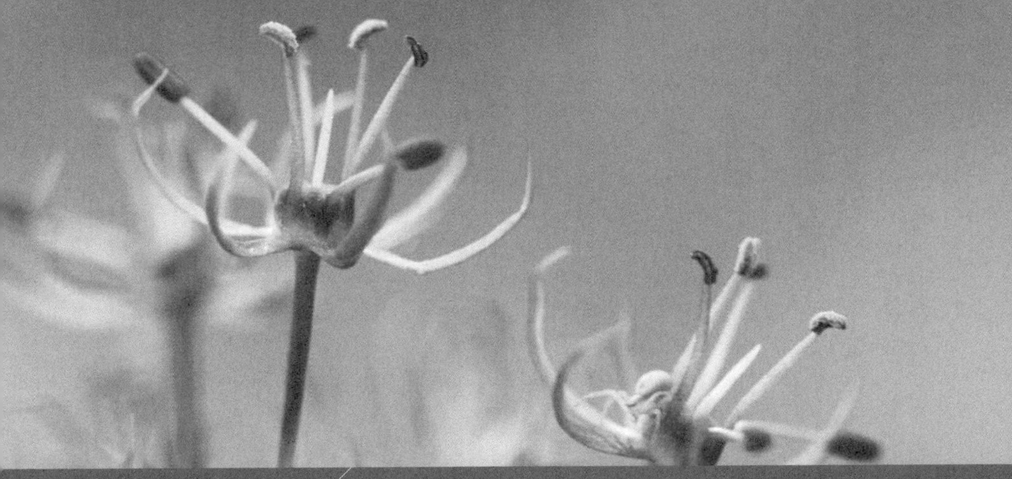

Chapter 12 / E——運動與能量

「是的，我知道運動很好，但我就是提不起勁。」

當我建議瑪麗莎要運動時，她說。

許多憂鬱症患者就像她一樣，很難提起勁來運動，即使運動對憂鬱症患者很重要。無論是走路、游泳、舉重、跳舞、騎自行車、騎馬、園藝、打太極拳或有氧運動。都可以幫助患者獲得動力、改善憂鬱。

12—1

運動科學理論基礎

早在一九七〇年，運動就被證實對憂鬱症有幫助。

有許多研究都支持這樣的論點：

1、哥倫比亞大學流行病學系研究，檢視八千〇九十八名患者，研究運動習慣和精神狀態。發現大約六成有運動的成年人中，得到憂鬱症和焦慮症的比例明顯偏低。

2、美國國立衛生研究院，研究運動對二至八十八歲男女的影響。發現較常做運動的人，憂鬱症狀較輕，每天一點六至二點七公里的運動量最佳（但不包含馬拉松）。

3、在一項研究中，測試八名二十到四十五歲受輕度至中度憂鬱所苦的成人，測試有氧運動是否對憂鬱症有效。受試者實行每週五天做三十分鐘的中度至劇烈運動，十二週後，結果憂鬱分數下跌百分之四十七，幾乎等於藥物治療的效果。

4、研究也顯示，運動對於治療產後憂鬱症，也有效果。

5、杜克大學的研究，對一百五十六名憂鬱症患者，比較運動與藥物治療的效果。發現，運動也能有效減少憂鬱症狀，而且不容易復發。

6、哈佛醫學院證實，舉重也可以是抗憂鬱運動。

7、瑜伽可以有效對抗憂鬱。身心一體的運動，是很好的抗憂鬱解方。

8、太極拳也能有效減少憂鬱症，尤其針對骨關節炎和類風濕關節炎、高齡者，可以大幅改善病痛。可能是因為太極拳講究天人合一，也是項團體活動，可以從社群互動中改善憂鬱。

二〇〇九年六月，現代精神病學問題（Current Psychiatry），刊登了一篇標題為「運動處方的研究」，審視文獻並建議精神科醫師，讓憂鬱症患者持續運動，並在每次問診時討論運動狀況。美國新聞與世界報導（U.S. News & World Report）指出，運動有以下作用：

- 抵消壓力的不利影響
- 擺脫憂鬱症
- 提高學習
- 建立自尊和改善體態

• 讓你感覺愉快

運動改善情緒的原理與抗憂鬱藥物類似，都是透過調整神經傳遞物質。喬治亞大學研究證實，運動可以增加大腦神經傳遞物質甘丙肽（galanin），影響到正腎上腺素，降低身體的壓力反應。

澳洲新南威爾士大學的老鼠研究顯示，運動甚至可以幫助治療早期幼兒創傷。研究人員認為，運動對「與母親分離後引起的壓力行為及代謝的結果」產生了有益的影響。

運動為什麼可以改善憂鬱？

雖然目前還找不出明確的原因，但我想有幾種可能：

一、生理因素

• 運動可以刺激腦內嗎啡胺多酚，或者其他荷爾蒙釋放。
• 改變正腎上腺素、血清素或其他大腦化學物質含量。
• 降低壓力荷爾蒙皮質醇。
• 提高體溫。

二、心理因素

• 紓解壓力。

• 增加成就感。
• 改善自我形象，讓人有自信。
• 增進人際關係。

無論從事何種運動，重要的是想動就動！喜歡慢跑、棒球或園藝，舉重或投籃等運動都很好。

運動需要有一定強度，抗憂鬱效果才會好，但許多憂鬱患者沒有活力和動機，或是身體狀況差，我建議先從簡單較不費力的運動開始，逐漸增加。不要制定「完美」的運動計劃，或是計算燃燒了多少卡路里，開始運動就對了！如果事先和醫師討論運動計劃，將會更完善。

12—2

沒有活力怎麼辦？

運動改善腦部化學反應和提升能量，但憂鬱症患者通常沒有活力，就像有車卻沒有油，動彈不得，許多患者都想運動，但缺乏執行的動力，怎麼辦呢？

二〇〇八年，情緒失調期刊（Journal of Affective Disorders）中的論文提到影響憂鬱患者的所有生理症狀，前五名如下：

1、感覺疲勞或全身勞累。
2、感覺身體狀況不像健康的朋友那麼好。
3、在過去幾年，大部分時間經常身體不舒服。
4、感覺身體虛弱。
5、頭痛。

大部份精神科醫師，會用藥物治療生理症狀。然而，超過三分之二的憂鬱症患者不見改善。新的研究顯示，可能與粒線體有關。

粒線體存在細胞內，就像是「細胞能量工廠」，負責生產腺苷三磷酸腺苷（ATP），是細胞能量來源，調節細胞生長和死亡。粒線體的損傷可能會導致細胞能量短缺，妨礙細胞功能。

二〇〇八年，一組瑞典和美國的研究，比較二十一名身體不佳的憂鬱症患者與健康成人，肌肉組織中的粒線體功能。結果，粒線體活力較弱的人，細胞能量缺乏，造成身體不適。

人類大腦需要大量能量，所以含有大量的粒線體，如果粒線體受損，可能會造成憂鬱症和其他精神疾病。而且，已有實驗證明，壓力會干擾粒線體生產能量。了解粒線體的重要性，憂鬱症治療就有了新的解方——維持或恢復粒線體功能。

方法有三：首先，保持身體健康；第二，使用天然營養補充品；第三，補充能量克服疲勞並開始運動，想辦法打破「憂鬱——疲勞——更憂鬱」的惡性循環。

ZEEBrA計畫是個完整的治療過程，可以強壯身體並增加活力。從好的睡眠累積能量、減輕壓力、改善消化、提升荷爾蒙、降低能量食品，大量吸收所有必要的營養物質，再搭配運動，進一步促進健康。

補充維生素B_{12}來克服惰性

維生素B_{12}在人體內扮演各種角色，可以強化神經系統和免疫系統，維持肌肉和皮膚健康，以及維持人體活力。缺乏B_{12}會沒有活力，導致疲勞和憂鬱。但是，維生素B_{12}卻從未做過大規模測試。理想的血清B_{12}濃度範圍，通常是每毫升兩百至九百微克，也有些醫師主張在四百和五百之間。不過，我發現實際上需要的量，往往比這些數字高很多，通常落在八百至九百之內。（第十三章會更詳細地談論）

維生素B_{12}過低，會導致疲倦沒有活力，特別是老年人、素食者或是有腸胃病而服用藥物者。服用制酸劑可能會阻礙維生素吸收，素食者沒有攝取奶類與肉類，即攝取不到存在動物性食物中的維生素B_{12}。其他藥物也可能干擾身體利用維生素B_{12}，像是安莫西林（amoxicillin）等抗生素，以及降低膽固醇的降膽寧（colestipol）。

激發細胞能量工廠——肉鹼

B_{12}有助於提升能量，而肉鹼（Carnitine）也能幫助粒線體運作。

肉鹼是由肉分離出來的天然胺基酸物質，在大多數的細胞都有，能幫助粒線體產生能量。

有項針對百歲老人的研究，將六十六位常常感到疲勞的百歲老人，隨機分配每日服用兩克肉鹼（左旋肉鹼）或安慰劑，為期六個月。

結果發現，補充肉鹼有助恢復慢性疲勞，特別是在血液含量過低的狀況下。肉鹼也能減緩因癌症、麩質過敏、和其他疾病相關的疲勞。

要獲得肉鹼並不難，食物中就能獲得部分肉鹼（最好的來源是肉、奶、禽、魚），再搭配適當的肉鹼的補充品（乙基-L-肉鹼、-L-肉鹼、丙基-L-肉鹼），就能補充每日所需。

美國政府目前沒有規定每日最低的攝取量，因為食物加上人體自行產生，便已足夠，一般醫師也不會做檢測。

但是，人體能產生足夠的肉鹼，並且被充分利用嗎？沒有人可以明確回答。

我經常建議憂鬱症患者補充肉鹼，也真的改善了患者的生活。

約翰，一位五十七歲的患者，體型高大，給人嚴肅的感覺，長年受憂鬱侵擾。許多人都建議他運動，但他卻說：「即使用槍指著我的頭，也無法喚起我運動的動能。」我建議他服用肉鹼，短短三個月後，他養成了固定運動的好習慣。

我建議患者，一開始每天兩次服用五百毫克肉鹼，再逐步增加為早餐和午餐前各一克。肉鹼若服用過量（例如每天服用三克以上）會有噁心、腹瀉、腹部絞痛等副作用。請記住，若有在服用抗癲癇藥物（如 carbamazepine, Depakote）或化療藥物阿黴素（doxorubicin）都會消減體內肉鹼含量。

以輔酶 Q10 加強肉鹼效果

輔酶 Q10 是另一種增強粒線體效果的天然類維生素，也是一種脂溶性分子，有助於製造 ATP 與抗氧化，並能增強免疫系統。

在雙盲研究中，十七名平均三十七點五歲的健康成人，隨機分成三組，分別給予一百毫克輔酶 Q10、三百毫克輔酶 Q10 以及安慰劑，每天服用，八天後交換。結果發現，服用輔酶 Q10 的人，比較不會疲倦，效果比安慰劑更好。

輔酶 Q10 補充品，目前用於治療慢性疲勞症候群，我發現，在減緩憂鬱導致的疲勞也是非常有幫助的，有助於增強活力。我經常建議沒有活力的病人，攝取肉鹼與輔酶 Q10。

輔酶 Q10 來源包括全穀物、鮭魚等富含油脂的魚類和動物內臟。

某些特定藥物，利於降低膽固醇的他汀類藥物，以及調節心律不整和高血壓的乙型阻斷劑，和抗憂鬱症藥物妥富腦（Tofranil，imipramine），都會消減體內的輔酶 Q10。

我建議輔酶 Ubiquinol 膠囊每天一百毫克，或輔酶 ubiquinone 每天兩百毫克，並搭配脂溶性食物一起服用。

用核醣和乳清來製造細胞能量

核醣，是體內的特殊醣體，是製造 ATP 的必要成分，可以產生更多細胞能量。

研究發現，每天服用十五克 D- 核糖，可以增加百分之四十五的活力。

對於運動員，效果最明顯。丹麥研究八名健康的運動員，一週的間歇性重度運動後，ATP 下降了近百分之三十，接著服用三天核醣或安慰劑。服用核醣的人三天後恢復正常，服用安慰劑的人，則花了更多的時間才恢復 ATP。

所以，對於憂鬱症患者，我建議每天服用兩次核醣粉各五克，搭配乳清蛋白胺基酸（whey protein amino acids）。乳清蛋白是乳酪在生產過程中，所產生的清澈液體提取出來的蛋白質，可以提供人體製造輔酶 Q10 和其他物質所必需的胺基酸。

我建議大家可以自製奶昔，我稱它「ZEEBrA 奶昔」。材料如下：

一、ZEEBrA 巧克力/香蕉奶昔（1份）

一匙純化巧克力乳清蛋白

二分之一杯牛奶（鮮奶、杏仁、豆漿）

二分之一杯原味優格
五克核醣
冷凍香蕉二分之一根
碎冰（視情況而定）

二、ZEEBrA 綜合莓果奶昔（1份）

一匙香草乳清蛋白
二分之一杯牛奶（鮮奶、杏仁、豆漿）
二分之一杯原味優格
五克核醣
二分之一杯冷凍莓果（蔓越莓、藍莓、草莓）
碎冰（視情況而定）

攝取適當的營養輔助品，如B_{12}、肉鹼、輔酶Q10、核醣、純乳清蛋白，可以幫助憂鬱症患者產生能量進行運動。無論各種形式、時間長短的運動都可以，只要你開始運動。新的研究表示，幾段少量的高強度運動與時間較長的低強度運動，都能有效降低心血管疾病的風險，也有助於打破憂鬱循環，並產生額外的能量。

現在就開始運動吧！

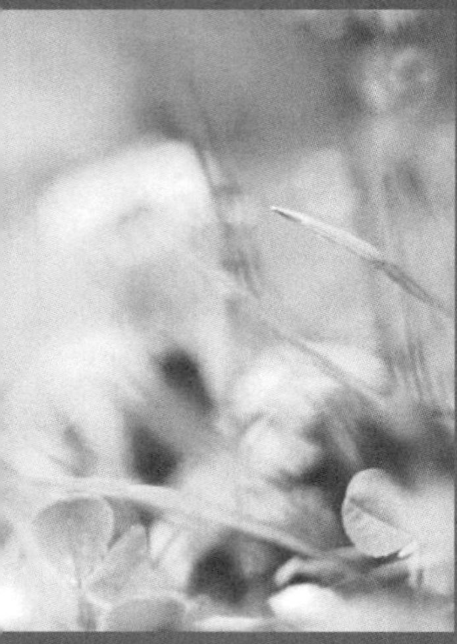

13

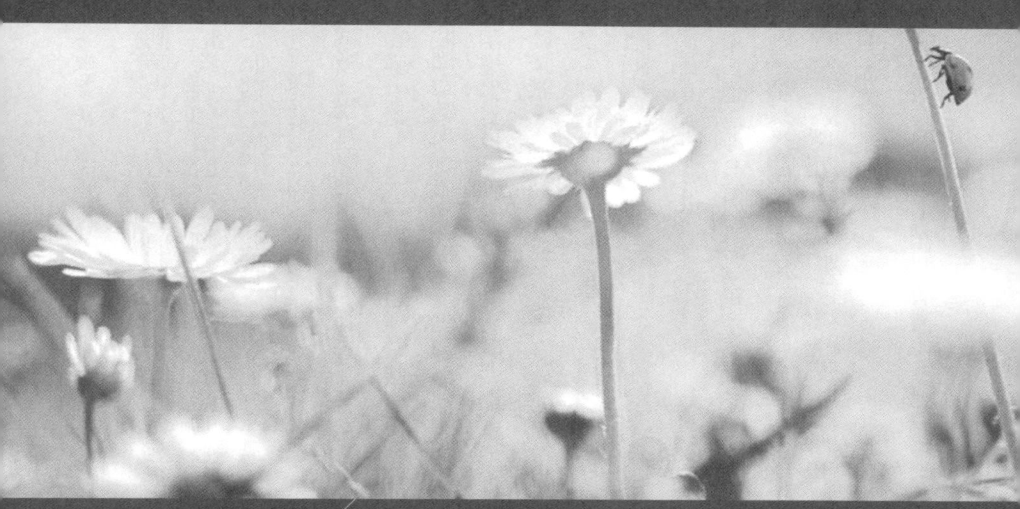

Chapter 13 B——維生素 B 群與其他維生素

為了身體的健康，同時也為了心理健康，大量的補充足夠維生素和礦物質是絕對必要的事情。除了避免維生素不足的可怕疾病如壞血病、腳氣病等，最佳的心理健康狀態也需要大量的營養素來製造神經傳遞物質，用以穩定血糖、緩解情緒波動、改善睡眠並且幫助身體排毒。

南西，一位五十七歲已經當祖母的家庭主婦，三十年來一直在服用「小劑量」的抗憂鬱藥。當我檢視她的飲食和血液測試後，我發現她的維生素B_{12}血清濃度正常偏低。我建議她增加維生素B_{12}的攝取，一開始她反駁我說，她的維生素B_{12}是正常的，這樣做並沒有意義。我指出每個人的生理性質都是獨立的，一般人可以接受的低標對她來說可能太低。她同意增加B_{12}的攝取量，很快她的憂鬱症狀就解除了。

許多營養素如B群和維生素D、神經傳遞物質調節素S-腺苷基-L-甲硫胺酸（SAMe）可以影響心情。維生素B群包括硫胺素（B_1）、核黃素（B_2）、菸鹼素、吡哆醇（B_6）、B_{12}、葉酸還有肌醇，它們能控制腦細胞釋放能量，製造大腦重要的化學物質以及神經傳遞物質，特別是菸鹼素和B_6，有助產生血清素，調節情緒、睡眠和食欲。

維生素B群有助於調節情緒、穩定血糖、改善睡眠，並協助肝臟代謝調節雌激素。營養素要轉化成能量，也需要B群協助，維生素供給不足時，能量會降低、感覺疲勞，甚至會傷害大腦，導致憂鬱、焦慮、煩躁、注意力不集中。研究顯示：

- 硫胺素太少會干擾大腦攝取葡萄糖，導致精神疲勞和情緒惡劣。
- 缺乏葉酸會導致憂鬱。
- 缺乏B_6會導致憂鬱和精神混亂，B_6在血清素和多巴胺的製造上是必要的物質。

• B_{12}不足會導致血液帶氧能力不足，造成疲勞、情緒不穩、煩躁、老年癡呆症。B12也是紅血球生成的必要物質。

讓我們來細論維生素B如何影響情緒。

13—1

葉酸（維生素B_9）

製造DNA和RNA、細胞發育、形成SAMe、代謝神經傳導物質都需要葉酸。葉酸還可以預防結直腸癌、乳腺癌和子宮頸癌，分解同半胱胺酸（一種心臟疾病有害物質）以保護心臟。因為葉酸也是新生兒脊髓發育的必要物質，已有許多醫師建議孕婦補充葉酸，以減少胎兒大腦和脊髓缺陷的風險。

葉酸和憂鬱症

幾十年來，各地知名學術機構發現，葉酸影響憂鬱症甚鉅。

研究發現，許多憂鬱患者的葉酸值比正常人低，而且紅血球葉酸值明顯比其他精神疾病患者低。

飲食中含有大量葉酸的人，也比較不會憂鬱。因此對某些憂鬱症患者而言，在飲食中補充葉酸，可以改善憂鬱。

研究發現，抗憂鬱藥物治療，對葉酸缺乏者沒有用。有研究檢視兩百一十三名服用八週氟西汀（fluoxetine，百憂解）的憂鬱症者，發現低葉酸患者對藥物沒有反應。這表示，抗憂鬱藥若要有效，必須要有一定量的葉酸，否則藥物治療可能會失敗。

葉酸低的憂鬱患者，復發率較高。美國麻省總醫院的研究，針對服用氟西汀後有所改善的憂鬱症患者，先確認研究前患者的葉酸量，然後持續觀測服用七個月的氟西汀治療狀況，結果百分之四十三的低葉酸患者復發，葉酸正常的受測者復發率只有百分之三。

在另一項為期十週的研究中，給予憂鬱症患者每天服用氟西汀，與五百微克的葉酸或安慰劑。結果發現，葉酸是可以大幅提升氟西汀抗憂鬱劑的效果，對其它的抗憂鬱藥也可能有效。

麻省綜合醫院精神科醫師的研究證實，葉酸與抗憂鬱藥物一起服用好處多多：

曾服用抗憂鬱藥 SSRI 的藥物（如百憂解、樂復得等）卻未見改善的患者，搭配服用葉酸治療八週後，憂鬱症狀都有改善。

以下是研究結果總結：

- 低葉酸與憂鬱症發病率增加相關。
- 低葉酸時抗憂鬱藥的反應不佳。
- 低葉酸時憂鬱復發率較高。

• 葉酸可增強抗憂鬱藥的效果。

葉酸鹽，葉酸，與 L- 甲基葉酸鹽

「葉酸鹽 folate」與「葉酸 folic acid」，是同一種維生素的不同形式：

• 葉酸鹽是天然的維生素，各種食物中都有。

• 葉酸是合成的維生素，用在營養補充品和強化食品中。

• 5- 甲基四氫葉酸（也稱為 L- 甲基葉酸鹽）天然有活性，用在細胞的 DNA 複製上，調節同半胱胺酸 homocysteine 和其他功能。

• L- 甲基葉酸鹽很容易穿過血腦障壁。

目前常見的葉酸補充品，通常是合成的，在人體其他器官可以發揮作用，到了大腦就不行了，必須轉換成 L- 甲基葉酸鹽才能穿越血腦障壁，讓大腦細胞運用。血腦障壁是保護中樞神經系統（腦，脊髓，及腦脊髓液）的屏障，隔離某些物質，只允許大腦所需之物質通過。

葉酸轉換成 L- 甲基葉酸鹽的形式後，有助於製造血清素、多巴胺和正腎上腺素，抵抗憂鬱症。

大部分的人，能從食品或補充品中得到足夠的葉酸。少數人因為基因問題（例如 MTHFR 多態性的基因突變），身體無法將葉酸轉換成可以穿過血腦障壁的形式，即使攝取富含葉酸的食物，大腦的葉酸量卻仍然不足。所以，具有 MTHFR（亞甲基四氫葉酸還原酶）突變的人更容易憂鬱。

可是目前的檢測技術，還無法精確檢測體內葉酸含量。檢測血液中的葉酸，不一定能夠準確反應大腦腦脊髓液中的葉酸量。有可能出現血液葉酸正常，大腦卻不足的狀況，稱為「機能性缺乏」。

另一種評估方法是檢測同半胱胺酸，因為葉酸能幫助分解同半胱胺酸，如果同半胱胺酸的量上升，就代表葉酸不足。

如何決定攝取量

良好的葉酸來源包括蘆筍、柑橘類水果、營養強化穀類、綠色蔬菜還有豆類（豌豆、蠶豆、扁豆）。但是，即使有很多食物含有葉酸，口服避孕藥、抗癲癇劑、制酸劑、某些特定的抗生素、酒精和菸與基因異常，可能會干擾葉酸代謝，讓人體缺乏葉酸。

我觀察許多憂鬱症案例發現，補充葉酸是必須的。我通常推薦 L- 甲基葉酸鹽，可以穿過血腦障壁，這是特別對那些有 MTHFR（亞甲基四氫葉酸還原酶）基因多態性的人有效。L- 甲基葉酸鹽在藥店、健康食品商店就可以買到。越來越多的研究結果，支持使用 L- 甲基葉酸鹽可以治療憂鬱症，並可與抗憂鬱藥物一起使用。

葉酸是細胞分裂和生長的必要物質，若是攝取過量，可能會加快細胞生長速度導致癌症，對於癌症患者，更可能讓病情惡化。

另外，研究發現，葉酸攝取過高，可能導致認知能力下降，原因目前還不甚清楚，可能與維生素

B_{12}有關。研究指出，葉酸攝取過高，身體可能會忽略維生素B_{12}缺乏的狀況，但是B_{12}對腦和脊髓的功能相當重要，如果缺乏B_{12}身體卻沒有反應，就可能導致認知能力下降。

我建議憂鬱症患者，每天要服用三至五毫克的 L- 甲基葉酸鹽（L-methylfolate）。要注意的是，如果你正在大量服用補充品，你的醫師應該小心監控以配合您的生理需求，確保足夠但也沒有過量。

13—2 維生素B_{12}

維生素B_{12}並非單一的物質，是由細菌、真菌，或其它生物合成的化合物。B_{12}有助於形成紅血球，結合B_6和葉酸製造血清素和多巴胺。

B_{12}量如果太低，可能會早成不孕、骨質疏鬆症、心臟疾病、中風、中樞神經系統的功能不正常，衍生手腳刺痛、走路協調困難等症狀。

缺乏B_{12}，會導致許多精神性問題，包括憂鬱、焦慮、偏執、幻覺、記憶力減退、精神錯亂、易怒和行為改變，如果不治療，疾病就會一發不可收拾。

維生素B_{12}一定要充足，否則對精神會有很大的傷害。即使只是略低於正常值都可能造成憂鬱、乏力以及記憶力衰退，嚴重甚至會導致惡性貧血。

另外，合成神經傳遞物質——S腺苷基甲硫胺酸（SAMe），也需要維生素B_{12}和葉酸。研究顯示，高達百分之三十的憂鬱症患者缺乏維生素B_{12}。研究人員比較近三百名老年憂鬱症患者，發現缺乏維生素B_{12}的人明顯容易憂鬱。

另一項研究，評估一百一十五名憂鬱症患者的維生素B_{12}，追蹤六個月後發現，維生素B_{12}濃度較高，心理功能較好。

確認維生素B_{12}是否足夠

正常的維生素B_{12}含量，在每毫升兩百至六百微微克（pg/ml），但這樣還不夠應付身體需求，因為血液中的維生素B_{12}，並不等同於與大腦中的量，所以即使血中濃度夠，腦中可能不足。我建議只要B_{12}在六百微微克/毫升以下的人，都要補充，血液和尿液中的甲基丙二酸（methylmalonic acid）或同半胱胺酸（homocysteine）的檢測，都可以用來衡量B_{12}的量是否充足。

食物是最好的B_{12}來源，如牛肝、奶酪、雞蛋、牛奶、魚和優格。但是有些腸胃不佳的人，因使用制酸劑和潰瘍用藥，壓抑胃酸分泌，沒有足夠的胃酸分解維生素，腸道細菌也會消耗大部分的維生素B_{12}，即使吃再多富含維生素的食物，人體也無法有效吸收。

另外影響維生素吸收的是內在因子（intrinsic factor），內在因子是吸收B_{12}所必需的天然物質，會隨著年齡成長而下降。如果體內無法產生足夠的內在因子，會導致B_{12}不足，所以一般中老年人B_{12}普遍不足。

我建議所有憂鬱症患者，必須檢查維生素B_{12}、甲基丙二酸和同半胱胺酸血清值。如果維生素B_{12}少於五百微微克／毫升（pg/ml）、同半胱胺酸高超過每升十二微摩爾（μm/L），那麼我建議，每日服用維生素B_{12}舌下錠補充劑約一毫克，以快速提高體內的B_{12}。

維生素B_{12}有三種形式：甲鈷胺（methylcobalamin）、羥鈷胺（hydroxycobalamin）、氰鈷胺（cyanocobalamin）這三種都可以改善病症，其中又以羥鈷胺或甲鈷胺較佳。

補充維生素B_{12}是簡單安全又有效的治療方法，大多數醫師認為，缺乏維生素B_{12}是老人的問題，但是，有越來越多的兒童、青少年、年輕人、中年人都缺乏B_{12}。所以無論如何，都需檢查維生素B_{12}，來調整治療方式。

13—3 維生素D

維生素D的來源有兩種：食物和陽光。

當皮膚暴露在紫外線下時，膽固醇產生光化學反應，轉化為維生素D。

維生素D對鈣磷吸收、骨骼和牙齒生長、大腦功能發展而言，是非常重要的。在神經元和神經膠質細胞中，都有發現維生素D受體。維生素D有不同的形式，像是利用植物所製造的維生素D_2（麥角鈣化醇 ergocalciferol），由陽光所製造的維生素D_3（膽鈣化醇 cholecalciferol）都是所需的成份。

原本以為，維生素D只能預防佝僂病和軟骨症等骨科疾病，但研究顯示，維生素D會影響整體身體組織器官的健康與功能。牛皮癬、肌肉疼痛無力、高血壓、某些癌症和自體免疫性疾病，與其他機能失調，都與維生素D過低有關。因此健康專家呼籲，補充維生素D，對人體是有益的。

精神病學也已達成共識：充足的維生素D，對心理健康是必要的。

維生素D和憂鬱症

每到冬季，陽光照射少，常發生季節性情緒障礙（SAD）案例，健康專家懷疑，維生素D和情緒之間可能有關。

密蘇里州華盛頓大學醫學院研究，針對八十名年長的憂鬱症患者，進行維生素D和情感狀態的調查，其中百分之五十九維生素D異常的低，顯示缺乏維生素D與情緒低落相關。

當接觸陽光的時間減少，維生素D會降低，憂鬱症也逐漸增加。二〇一〇年公佈幾個研究：

1、檢測七千三百五十八名，五十歲以上心血管疾病患者的維生素D，結果發現，維生素D低的人，更容易產生憂鬱。

2、義大利研究九百五十四名年長者的精神狀況六年，結果發現，維生素D較低的人，可能引發憂鬱症，或是讓憂鬱症更惡化。

3、二〇〇五年，英國研究英格蘭健康調查的數據，比較兩千零七十位憂鬱症患者與維生素D，發現憂鬱症狀與維生素D缺乏有關。

4、美國杜克大學醫學中心研究發現，居住在社區的老人，維生素D比住在護理機構或養老院裡的老人還低，比較可能有憂鬱症。

5、胎兒缺乏維生素D，得到憂鬱症的機率較高。丹麥研究指出，同時有精神分裂症和躁鬱症的患者，常常出生在冬季和春季，那段時期母體血漿中維生素D濃度最低。

一九九九年研究發現，給予季節性情緒障礙患者一次十萬國際單位（IU）的維生素D口服劑，治療憂鬱症狀的效果較照光治療好。二〇〇九年的臨床研究也同樣證明這樣的結論。

我有一位患者，是位十七歲憂鬱少女，憂鬱症嚴重到無法完成學業，雖然如此，家人並不想讓她服用任何藥物。當我檢查她的維生素D，只有每毫升七毫微克（ng/mL）嚴重不足。我馬上給她三千國際單位的維生素D，持續兩個月後，她的維生素D上升至三十五毫微克/毫升，不僅情緒好轉，也恢復了學業。

原來治療憂鬱，有時候只要補充維生素D，就這麼簡單！

維生素D是否足夠

目前普遍認為，二十至三十毫微克／毫升的維生素D就足夠了。但事實上是太低了，人體的維生素D，即使數值高於標準的人也可能需要補充更多維生素D。藉由測量25-羥基維生素D的含量，來評估維生素D是否足夠，我建議25-羥基維生素D值在四十至六十毫微克／毫升之間。

鯖魚、鮭魚、沙丁魚和維生素D強化牛奶裡都有維生素D。陽光也會讓人體自己生產維生素D。有上百萬的人缺乏維生素D，尤其是生活在日照較少的地區，或需要避免暴露在陽光下的人。

我通常在測試25-羥基維生素D之後，才會建議補充維生素D。補充量從兩千到一萬國際單位（IU）不等。每隔數月就要測試血液監控，直到高於六十毫微克／毫升。醫師應該仔細檢視病患狀況，適時調整。

即使環境因素，如營養和陽光被認為是維生素D狀況的主要決定因素，但是人體的生理構造如基因遺傳，會對維生素D含量產生重大影響，可能會造成血清25-羥基維生素D的變異。瑞典研究兩百零四名三十九至八十五歲，生活在北緯六十度的同性雙胞胎，發現基因遺傳因素，佔了血清中25-羥基維生素D變異的四分之一。

13—4

腺苷基甲硫胺酸 SAMe

人體會利用甲硫氨酸，來製造腺苷基甲硫胺酸（SAMe），腺苷基甲硫胺酸可以合成神經傳遞物質、蛋白質和荷爾蒙，幫助製造血清素。

SAMe 與憂鬱症

補充 SAMe 有助於緩解憂鬱症。

一九八八年加州大學爾灣分校研究，測試十八位憂鬱症患者服用 SAMe 的效果。受試者隨機分配注射四百毫克 SAMe，加安慰劑，或抗憂藥劑丙咪嗪（imipramine）膠囊加上安慰劑。兩個星期後，注射 SAMe 的組別，大約減緩百分之六十六的憂鬱症狀，相對於服用抗憂鬱藥的組別，卻只有百分之二十二。

二〇〇二年，美國臨床營養期刊（American Journal of Clinical Nutrition）比較 SAMe 與抗憂鬱藥丙咪嗪，對重度憂鬱症患者的影響。結果，SAMe 和抗憂鬱藥在減少憂鬱症狀的效果旗鼓相當。

一九九四年，SAMe 治療憂鬱症療效的統和分析（metaanalysis）認為，SAMe 減輕憂鬱症狀的效果，比安慰劑和標準三環類抗憂鬱藥還好。二〇〇八年，國立輔助與替代療法中心，發表對 SAMe 與憂鬱症的統合分析。整合二十八個不同研究的結果發現，SAMe 對憂鬱症上有顯著改善。

二〇一〇年的研究發現，對藥物治療無效的憂鬱症患者來說，SAMe 是很有效的輔助品。此研究將七十三名對 SSRI（抗憂鬱藥）無反應的重度憂鬱症患者，在藥物治療外，分別給予口服 SAMe（八百毫克，每天兩次）或安慰劑。在六週後發現，服用 SAMe 的患者，憂鬱症恢復得更好，可見 SAMe 是有效的輔助用藥。

我有位五十七歲的藝術家，幾年前罹患憂鬱症後，採用藥物治療，卻產生很大的副作用，所以不願意再服藥。我便建議他嘗試 SAMe 療法，短短幾個月內，憂鬱症幾乎消失了，而且沒有任何明顯的副作用。

攝取量

SAMe 是不需要處方的補充品。也沒有所謂的標準劑量，每天四百到一千六百毫克皆可。

我通常建議憂鬱症者，每天八百至一千六百毫克。只是要注意 SAMe 的副作用：失眠、焦慮、腸胃不適，和某些抗憂鬱藥一起服用，可能引發血清素徵候群：心跳加快、興奮、震顫等症狀。

雖然 SAMe 不用處方簽，但我還是建議，要在專業醫師的監督下服用。

13—5

肌醇 Inositol

肌醇（維生素B_8）有助於形成健康的細胞膜、保持體內能量和轉移細胞之間的營養素。肌醇也有助於血清素形成，緩解精神症狀，包括憂鬱、恐慌感和沉溺感。

肌醇和憂鬱症

有些憂鬱症者的腦脊髓液檢查值（CSF）中的肌醇過低。研究顯示，每天十二克的肌醇，可以改善憂鬱症狀。有兩項研究證實，使用肌醇可以減少恐慌發作的頻率和嚴重程度，恐慌症有時會伴隨憂鬱發作。研究將一組服用肌醇的患者，和另一組服用安慰劑的患者相比，發現恐慌較少發作。

比較肌醇和精神科藥物氟伏沙明（蘭釋）fluvoxamine（Luvox），每天十八克的肌醇，或每天一百五十毫克的氟伏沙明治療恐慌症。研究發現，兩者對治療恐慌症同樣有效，但肌醇明顯減少發作的次數，也有助於減少強迫性思維。

攝取量

每個人都可以從食物中攝取足夠的肌醇，如小麥胚芽、啤酒酵母、柚子、肝、葡萄乾、粗糖蜜，但吃太多的糖可能會影響吸收，破壞肌醇運輸，導致肌醇缺乏。

並沒有規定每日要補充多少肌醇，大多數人每天攝入一克左右。我建議患者，先由一天兩次二分之一茶匙（約一點四克）肌醇粉末開始服用。四個星期後，改成每五天增加二分之一茶匙的劑量，直到每天十二克肌醇。

肌醇也可以搭配藥物服用只是要小心噁心、腹脹、失眠、疲勞等副作用，還可能會刺激子宮收縮，強烈建議孕婦使用時謹慎。

13—6

維生素B_1（硫胺素），B_3（菸鹼素），B_6（吡哆醇）

三個群族維生素，能維護情緒健康和產生能量。硫胺素幫助大腦將葡萄糖轉化成燃料，也刺激大腦作用，幫助神經系統與消化健康。

菸鹼酸有助於維護神經系統和消化系統健康，也能促進血液循環，使得血液更容易流過身體，特別是大腦，協助菸鹼酸緩解憂鬱。菸鹼酸嚴重缺乏會引發癩皮病，癩皮病的症狀就包括憂鬱、焦慮、冷漠。

維生素B_1，B_3，B_6和憂鬱症

當B_1硫胺素短缺，大腦迅速失去能量，會導致憂鬱、乏力、焦慮、煩躁、失眠還有記憶問題。研究表示，B_1能讓腦功能正常，缺乏的話會憂鬱、易怒，注意力不集中和睡眠困難。

一九四二年，十一名婦女參與一場研究，在八至十二週中，只攝取一半的B_1。結果受試者出現不安焦慮等症狀，大多數的女性變得憂鬱。

B_3菸鹼酸足夠的話，會讓人覺得舒服。如果B_3菸鹼酸不足，會造成血清素降低，人體就會很容易憂鬱、易怒、焦慮。

維生素B_6缺乏可導致憂鬱、困惑、煩躁易怒等心理和精神狀況。B_6是製造神經傳遞物質如血清素、多巴胺、正腎上腺素，GABA（γ-氨基丁酸）的重要原料。研究發現，憂鬱症患者血液中維生素B_6偏低。

這三個B群維生素的干擾因子

過度精製的碳水化合物會耗盡體內的B群，像白麵粉、蛋糕、糖果、派、糖漿、加糖穀類早餐還有許多加工食品裡的單糖。酗酒者和腎功能衰竭者，也可能缺乏這些維生素。

攝取量

每個人都能從食物中攝取大量的維生素，包括香蕉、豆類、扁豆、花椰菜、糙米、蛋、魚、瘦肉、燕麥、大豆、菠菜、葵花籽、堅果、豬肉、全穀類穀片、酵母和家禽。但是，現代人容易飲食不正常，就需要補充品的協助。

我建議每天服用維生素B群五十至七十五毫克，以防憂鬱症。

13—7

基於您的生理特性檢查和補充

二十世紀早期，大量的醫學文獻都指出，B群和其他營養素可以治療憂鬱症。也逐漸受到公共衛生部門與醫師的重視。

然而自五〇年代起，製藥公司推出抗憂鬱處方藥，接下來的幾十年裡，藥物治療成為主流。

雖然在過去六十多年來，經費大筆大筆投入藥品研究，不過維生素和其他營養物質的研究仍在持續，葉酸、維生素B_{12}、維生素D，和許多對人類有效的營養治療，已經慢慢累積成果。並不是說營養補充品優於藥物，只是某些患者需要維生素或其他的補充品，或改變飲食習慣，就能改善疾病。

每個人都需要營養，但食物在加工過程中，營養會快速流失，不僅得不到應有的營養素，甚至會攝取到有害物質，造成營養赤字衍生出許多疾病，包含憂鬱症。

當補充營養品加入處方中，就有更多的機會找到適合的療法。簡單又安全的改善或消除精神病困擾。

每個憂鬱症者都應服用L-甲基葉酸鹽，和不超過四百微克葉酸的維生素B群。

維生素B_{12}和維生素D需要分別檢查、補充。每個人都有獨特生理和遺傳特質，所以作一個專業的營養健康檢查，是非常重要的。如果發現任何營養素缺乏，應積極治療。營養缺乏的治療可能是憂鬱症的出路。

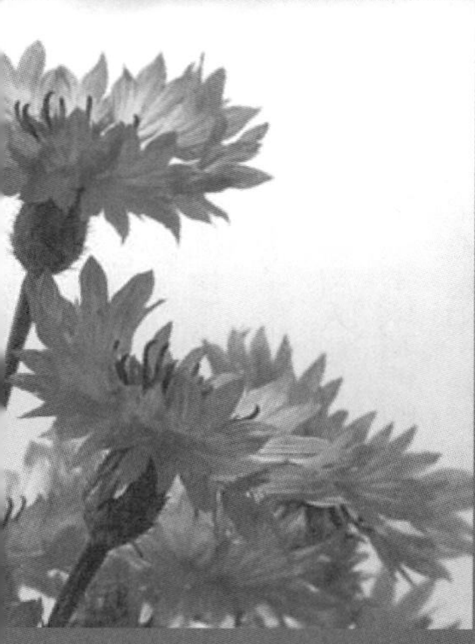

14

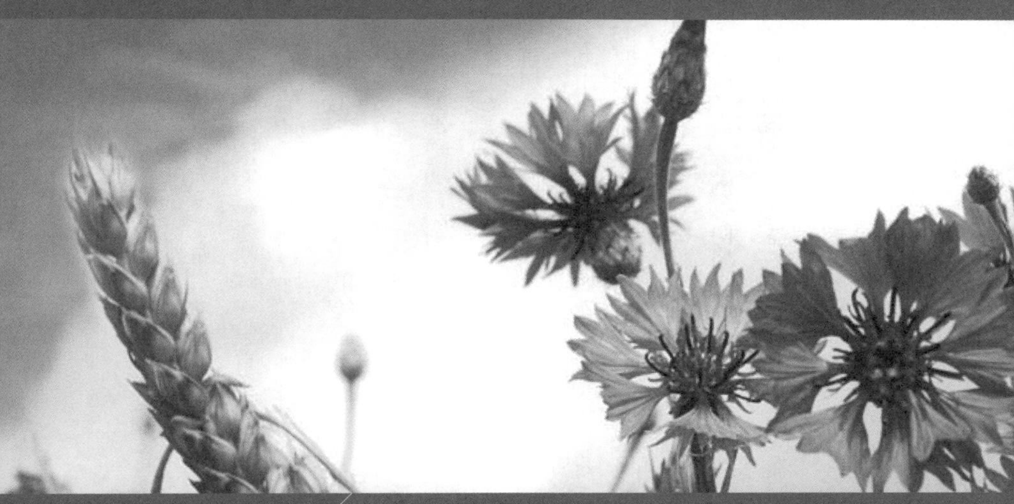

Chapter 14 r ——參考腦波圖

許多患者對於無法治癒憂鬱症感到相當痛苦，也對醫療效果感到心灰意冷。

珍妮是一個三十五歲的女警，因為憂鬱症已經嚴重干擾到她的工作，警察部門轉介她到我這裡來。當珍妮進入我的診間，與我的眼神沒有絲毫接觸，就直接癱坐在辦公桌對面的椅子上。

我鼓勵她談談最近的情況，她看起來無精打采，向我抱怨無法集中精神工作，到了晚上卻翻來覆去、睡不著覺，令她感到未來似乎是一場無盡的空虛。

珍妮這樣的人在精神科醫師的辦公室並不陌生。

事實上，我知道她受重度憂鬱症所苦，自從二十幾歲起，多年來經歷了五個不同的SSRI類藥物（血清素再吸收抑制劑）和兩個三環類（tricyclic）抗憂鬱藥（血清素及正腎上腺素再吸收抑制劑）的試驗，而且每一次服藥都長達數個月。

每次治療時，她必須停止服用所有藥物，然後有一個引入期（induction phase），開始將藥物由低劑量慢慢增加到完整的治療劑量。在精神科醫師的治療下，她照常負責工作事務，但她也特別留意自己的症狀是否減輕，結果是：「什麼也沒有！」珍妮的症狀在任何藥物試驗下，都沒有顯著改善。

對於已經求醫治療，並持續遵守精神科醫師的照料，卻仍然受憂鬱所苦，症狀毫無起色，令珍妮感到非常沮喪。在她企圖自殺獲救後，被家人送往醫院急診室醫治；為了防止她再度自殺，警察部門將她轉介到我這裡來。

像珍妮這樣的例子並不少，我從精神科住院醫師時，就開始留意這些「治療失敗」的病例。我的同事卻傾向抱怨這些病患：「他們一定是服用藥品不當」、「隱瞞重要信息」，才導致成效有限，或說他們「藉著躲在自己的憂鬱症裡，來逃避生活中遇到的困難」等等。

我認為，用這些精神病的實例，來引發爭論一點也不成問題。但是，隨著歲月的流逝，我忍不住思考，為什麼有這麼多患者使用最好的藥品卻依然沒有幫助，即使他們都依據了最新的研究與指導方針。

每當接觸病人的時候，我都試圖回溯原點，並檢視完整病歷來作一個完整的症狀列表，以便我可以選擇理想的藥物。但有太多次的結果，令我和病人們都面臨失望的窘境。

我的許多患者，如法蘭克，一個三十歲的律師，在過去八年內已經採取了十三個不同的憂鬱症藥物療程。五十五歲的朵樂絲，當我問到有關她服用不同的憂鬱症藥物的看法與療效時，她告訴我：「一點也不指望」。十九歲的大學生喬迪，過去五年內已經服用又停用九種不同的躁鬱症藥物。

我實在不想作出這個結論：「我們根本不知道，哪些藥物對所有病人有用。」雖然一次又一次的研究「證明」特定藥物，對某些特定類型的精神障礙是最適合的，其結果仍然令人大失所望。因此，我不斷地尋找一個能搭配病人與處方的客觀的指導方針。

而我們終於發現了一個客觀的方式，符合病人與醫學的期望，目前有一種工具，可以產生大腦生理的個人化檔案。在大多數情況下，它可以讓我們比對某些明確界定的腦波模式，與最適合的藥物的組合，使治療流程標準化，大大降低或消除患者的不適症狀。這項工具「rEEG」（參考腦波圖），在過去的八到十年間已被運用，隨著世界各地越來越多的精神科醫師知道它的效能，「rEEG參考腦波圖」有可能徹底改變實用精神病學（practice of psychiatry）。

14—1

「閱讀」大腦

第六章簡述了腦波圖，那是二十年代起用於監看人類大腦電波活動的裝置，它類似於心電圖，一台機器可以監看通過心臟的電流動作，而那提供了很多關於心臟健康的信息。

你可以想像腦波圖就像大腦的心電圖，它繪製腦細胞的電子脈衝，大腦細胞用那個來互相溝通。這些波，包括δ波、θ波、α波和β波的改變，取決於一個人正在做什麼（集中精神、放鬆、看圖片或睡覺），它們隨著年齡的增長或是某些疾病（如癲癇的存在等），也會有不同的波動表現。

腦波圖發明後不久，很快地廣泛運用在診斷癲癇、睡眠障礙研究、記錄腦部死亡，並處理其他相關大腦生理狀態的問題，被證明是有用的。一些早期的研究人員認為，某些特定的精神障礙也可能與特定的腦電波模式有關，可以使用腦波圖來診斷憂鬱症或焦慮等疾病，研究人員希望找到像是「憂鬱腦波圖」、「精神分裂症腦波圖」等，不過並沒有這樣的圖。

事實上，兩個憂鬱者的腦波圖經常看起來不相同，而且在許多情況下，長期患有精神疾病者的腦波圖看上去都很正常，而那些完全健康的人看起來卻不尋常。換句話說，腦波圖和精神障礙之間似乎沒有相關性，腦波圖在精神科也很少被使用。

不過，這點在七〇年代開始改變，腦波圖與電腦科技結合，在腦波創造出一個更加詳細和複雜的表現。研究人員開始彙整編制健康者的腦波圖，並確定什麼是看起來像「正常」的腦波模式。

一九九五年「rEEG」（參考腦波圖）第一次發表，兩位醫學博士——哈姆林埃默里（Hamlin Emory）和史蒂芬沙芬（Stephen Suffin）展示了大量精神病患的腦波圖，並取得了驚人的觀察成果。他們沒有找到原本想要的「憂鬱症的腦波模式」或「精神分裂症腦波模式」，或任何其他此類疾病模式，但他們卻發現，無論是哪種精神疾病，不同患者對同一種藥物在腦波圖的腦波模式會以類似的方式偏離。

埃默里和沙芬聲稱，不論其情緒疾病診斷為何，百分之八十七具有稱為「額葉皮層α相對機能」（frontal cortex alpha relative power）模式的患者對抗憂鬱藥劑反應良好；百分之百的那些「過量額葉皮質θ相對機能」（excess frontal cortex theta relative power）則是對興奮劑反應良好；還有百分之八十的那些「額葉θ過量及超連結」（frontal theta excess and hypercoherence）對鋰或抗癲癇藥反應良好。

這個觀察與所有已知的精神障礙事實公然違背。例如，大家都「知道」，憂鬱和恐慌症是完全不同的疾病，沒有共同之處，如果同樣的藥對他們都有效用是沒有道理的。或者說同樣的藥物可能有助於治療強迫症和經前期的情緒變化，或者另一種藥可以緩解憂鬱症並有助於遏止菸癮。然而，相同的腦波圖偏離的患者，使用同種類藥物確實有效，這到底是什麼原因？

在許多情況下，開立這些藥物是有悖常理的，例如，很少精神科醫師會考慮用抗癲癇藥治療憂鬱症。隨著越來越多患者的腦波圖和他們對反應藥品的記錄，這些記錄個人的腦波模式和藥物反應，形成了一個龐大的資料庫。此資料庫最終會促使我們得知哪一種藥與哪一種腦波模式的配對，可以真正改善患者症狀。這也導致了rEEG參考腦波圖的發展，它能使醫師提交患者的腦波圖，在超過一萬

■ r— 參考腦波圖

七千次的藥物試驗資料中比對，因此可以在資料庫裡進行相似的腦波模式比對。精神科醫師可以就特定的腦波模式開立已知的最佳處方。

rEEG 參考腦波圖是一項驚人的發明，因為它終於給精神病學一個可衡量且客觀的治療標的，識別腦波偏差，使用適當藥物，然後消除相關症狀。

不依靠病人訴說症狀、家庭醫師的主觀意見來進行治療，精神科醫師可以透過相關的腦電波與已知的正向反應，來評估病人的治療效果。

腦波圖測試很簡單而且無侵入性，它記錄來自大腦的電子信號，但身體和大腦都不用插入任何電子儀器。為了準備測試，病人必須逐漸停藥，否則，所測得的腦電波會反應藥物治療的效果，而不是大腦的基本訊號。在測試過程，一頂看起來像浴帽的網狀帽子會放在病人的頭上，這頂帽子嵌入約二十個微電極，還有夾式耳環，看起來像耳機一樣的裝置放在耳朵上。

患者的大腦電波活動，會透過這些電極進行測量與記錄。病人保持清醒的坐在椅子上，過程大約需要三十分到一小時。最後 rEEG 參考腦波圖將收到的信號轉為數位形式，並分析大腦七十四種不同的生物標誌，彙整編譯每一個病人獨特的大腦訊號，藉此識別腦波異常狀況。

我親眼見證 rEEG 參考腦波圖針對精神病治療的有效力量。

四十三歲的瑞秋與憂鬱症纏鬥超過二十年，來到我的辦公室，我試圖讓她想起沒有覺得沮喪的時刻。她告訴我，大學時期的心情好像在坐雲霄飛車一樣，好幾次憂鬱症發作，她還記得一個強烈的悲傷，即使有支持的朋友陪著她，她仍然感到「孤獨」。儘管她有規律的治療，而且理論上應該做得很好，但是她大部分時間都是持續低迷。當時她才二十四歲，她的主治醫師開給她百憂解，根據瑞秋的說法：「我的生活改變了。」但這種變化並沒有持續。一年之內，儘管瑞秋擁有她曾夢想的一切，一個親密的男朋友和好朋友們，她卻覺得自己重新陷入憂鬱症的黑洞。

由於有過用藥的經歷，瑞秋迅速的尋求幫助，卻讓她陷入一個為期十五年的用藥試驗的開始，有時是藥物一種接著一種在不同的時期服用，有時同時服用多達三種藥物。

瑞秋的曾使用的處方藥物包括立普能（Lexapro）、樂復得（Zoloft）、帕羅西汀（Paxil）、鋰鹽（lithium）、安立復（Abilify）、克諾平（Klonopin）、威博竣（Wellbutrin）、阿蒂凡（Ativan）等。儘管運用藥物治療，她卻發現一點幫助都沒有，她的憂鬱症在不斷惡化當中。

當她尋求我的治療時，我立刻安排了rEEG參考腦波圖檢查。將瑞秋的腦波圖和那些腦波模式比對，結果顯示威博竣（Wellbutrin）和樂命達（Lamictal）的組合，能令她的腦波模式恢復到正常範圍。經過這些年的試誤處方後，瑞秋對目前這種藥物組合適應良好。

「rEEG 參考腦波圖救了我的生活！」她這樣說。

■ r— 參考腦波圖

14—2

科學支持

一些調查研究補強了我的臨床實踐，有一項研究十五名患有頑固性飲食失調併發憂鬱症的例子。在研究開始之前，他們已經有兩年的重度憂鬱，並已服用精神科藥物，平均住院天數是三十七點二天。患者接受腦波圖檢測，用來確定個別患者最可能的有效藥物，因而每個人都有不同的用藥方案。有些投以抗憂鬱藥，有些則是興奮劑加一種抗癲癇藥劑，其它還有一些不同的組合，取決於 rEEG 參考腦波圖的建議。

雖然這些藥物的治療方案並無標準，但他們全都有令人印象深刻的症狀緩解，持續進行的兩年內，十五人之中只有六名需要住院治療，而且只有平均七天。

以 HDRS（漢氏憂鬱量表）來評估患者憂鬱的改善程度，憂鬱程度已從嚴重減少到輕微。在某些情況下，他們甚至回復到正常情緒。

二〇一〇年七月，有一項來自哈佛醫學院、史丹佛大學醫學院，和其他著名的醫療中心發表在「精神病學研究雜誌」的成果報導，這項研究包括八十九名頑固性憂鬱症患者。所有受試者對傳統治療方法所選用的抗憂鬱藥，至少有一種沒反應，大多數對兩種以上毫無反應，也就是說先前所有抗憂鬱治療，對所有受試者都沒有幫助。

隨後，這些受試者被隨機分配到以「rEEG 參考腦波圖」來指導治療方式，或接受標準的抗憂鬱藥選擇方式。經過十二週的治療，結果非常明確：「相對於一般選擇藥物的組別，接受 rEEG 參考腦波圖指導藥物的組別，顯著改善」。

14—3 改善標記，消除症狀

我已經使用 rEEG 參考腦波圖六年多了，其結果總是令人欣喜。腦波圖能讓我客觀的分析問題，rEEG 參考腦波圖可以協助篩選最適合的藥物來幫助病人，這項資訊，結合病人的回饋和我自己的觀察，在大多數情況下可以達到成功治療。我想與大家再分享一個病人的生活因 rEEG 參考腦波圖而翻轉的故事。

大學畢業後，布拉德開始在家族的保險事業工作，他結了婚，且有兩個小孩，享受舒適的生活。然而，一切在布拉德作了膝蓋手術後有了變化，他開始服用止痛藥，但是卻無法讓他止痛，於是他開始酗酒，並且透過不同醫師和網路來瘋狂收購藥品，布拉德正面臨巨大的麻煩。十年來，他與憂鬱症和藥物濫用奮鬥不休，他的妻子因此離開了他，他也很少與崇拜他的兒子有所聯絡。

於是布拉德向外尋求幫助，儘管他的憂鬱沒有緩解，但他多年來已經看過超過半打的精神科醫師，他熟知一大堆嘗試過的精神科藥物名稱，以及所有醫師的姓名，但是這樣還是無法減輕他的症狀。

當布拉德找到我時，我馬上安排了一個腦波圖檢查。rEEG 參考腦波圖評估有助於布拉德的腦波模式正常化的配對藥物，其中包括興奮劑，我開給他一個無成癮性的興奮劑（Provigil）。那是三年前的舊事情了，布拉德從此遠離憂鬱，而且在以 rEEG 參考腦波圖為基礎治療後，他也不再有酗酒或濫用藥物的問題。

非靈丹妙藥

我不想說 rEEG 參考腦波圖是一個靈丹妙藥，可是我們可以藉由它的指導，發現對每個人最有效率的藥物，來除去精神障礙與疾病。不過即使病人接受最佳的藥物治療，還是有可能無法完全恢復健康或消除所有症狀。

然而，rEEG 參考腦波圖是我們第一個客觀針對治療的工具。現在，我們可以選擇最有可能有效的的藥物，並且簡單地由觀察腦波模式來衡量治療結果，rEEG 參考腦波圖之於大腦就像 X 光之於身體：一種可以「看」到患者體內的方法，並建議更有效的治療策略。

在沒有 rEEG 參考腦波圖之前，患者有時會感覺像實驗室的天竺鼠一樣，必須忍受藥物的試驗和錯誤的過程，因此可能失去恢復的希望和動力。除此之外，他們可能會認為沒有任何改善跡象，是因

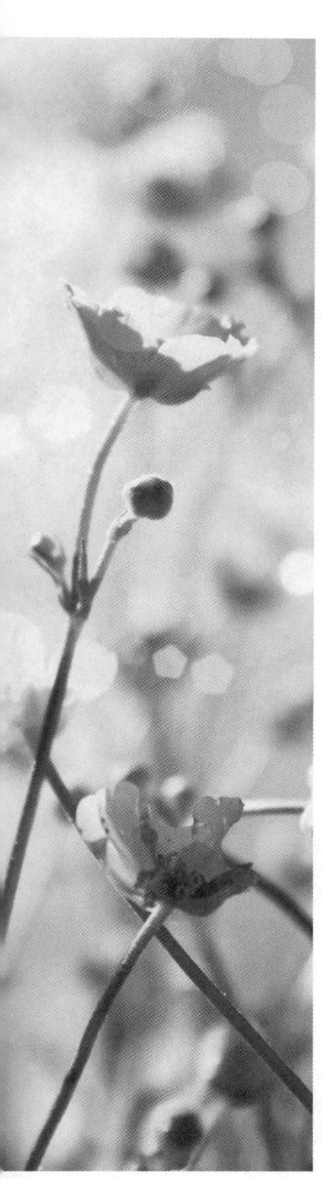

為他們自己的過錯，或是醫師有可能將他們貼上「治療無效」的標籤，這些都算是憂鬱症和精神病無法被有效治療的隱藏成本。

對一個受苦的病人來說，花費數年甚至數十年的光陰，進行一個接著一個的治療並不罕見，rEEG參考腦波圖提供患者和精神科醫師更富有希望的可能性，帶來一種有效治療憂鬱症的方式。

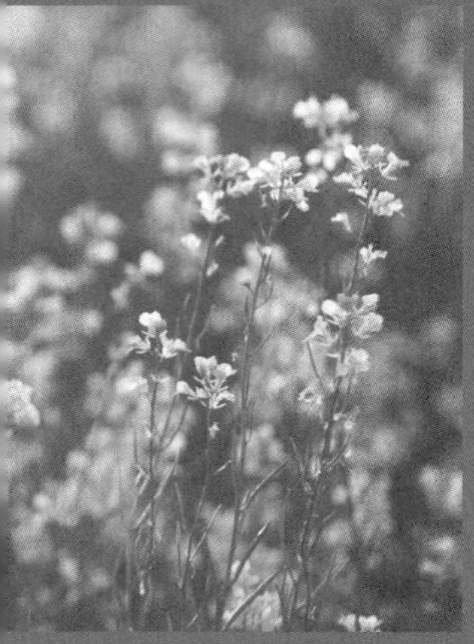

15

Chapter 15 A ——胺基酸與蛋白質

我們終於到了字母「A」，我所提出治療憂鬱症「THE ZEEBrA」計畫的最後部分，「A」代表胺基酸，對神經傳遞物質的潛在影響非常重要。

我們其實並不完全了解抗憂鬱藥和類似藥物的機轉，但我們知道它們可以影響神經傳遞物質，那是重要的大腦化學物質，有助於調節情緒和行為。

例如百憂解，可增加大腦中血清素的量，但是抗憂鬱藥劑不是對每個人都有用，所以了解其他影響神經傳遞物質的方法也是很重要的。

其中一種方法是使用胺基酸前驅物，它是食品或營養補充劑，供給人體額外的胺基酸，可以影響神經傳遞物質的量。在多年的運用中，我發現這些東西對憂鬱症的治療有無可限量的幫助。我見過很多胺基酸太低的憂鬱症患者，當給予他們適當的胺基酸時，情緒就有顯著改善。

我在這一章提出：「治療憂鬱症，有時最有效的方法就是提供病人胺基酸」，會令多數精神科醫師認為是異端邪說。

胺基酸這種蛋白質的「建材」，可以是最有力的抗憂鬱藥。

我親眼看到許多有低胺基酸的憂鬱症患者，當他們服用胺基酸後，他們的情緒通常就可以有顯著改善。所有精神科藥物主要都是用來加強神經傳遞物質，胺基酸也能達到同樣的效果，因為它們是絕大多數神經傳遞物質的組成材料。

蛋白質組成份子

胺基酸是蛋白質的組成部分。這些分子，其中含有碳、氫、氧和氮原子，在特定結構中，以獨特的序列串成，形成各種大分子的蛋白質。除了製造蛋白質，胺基酸能建構並且修復肌肉組織，也是構成調節身體機能的酵素和荷爾蒙（也是蛋白質的一種）的關鍵角色，並且是生產神經傳遞物質的「原料」。

人類健康所需要的二十種胺基酸中，肝臟可以製造其中的十一個，而其餘九個必須透過飲食攝取。這九個被稱為「必需胺基酸」，因為它們是維繫身體健康所不可或缺的。

九個必需胺基酸如下所示：

- 組胺酸（histidine）
- 異白胺酸（isoleucine）
- 白胺酸（leucine）
- 離胺酸（lysine）
- 甲硫胺酸（methionine）
- 苯丙胺酸（phenylalanine）
- 羥丁胺酸（threonine）
- 色胺酸（tryptophan）

．纈胺酸（valine）

其他胺基酸被認為是「非必需的」，因為身體可以自行製造，因此攝取這些胺基酸不是真正決定健康的因素。

15—1

胺基酸與情緒

某些胺基酸，包括GABA、麩胺醯胺（glutamine）、苯丙胺酸、牛磺酸、色胺酸、酪胺酸，會影響情緒表現。有些會轉化成神經傳遞物質，對大腦功能非常重要，有些影響大腦的運作，其中有一種胺基酸本身就是神經傳遞物質。

．GABA：又稱γ-氨基丁酸，本身就是神經傳遞物質，幫助腦細胞互相聯繫的主要物質之一。GABA有助於腦細胞冷靜下來，變得不那麼興奮，也有助於控制肌肉活動，並且對視力有重要的作用。GABA是一種天然的鎮靜劑，它能減少腦細胞的興奮性，減輕壓力和焦慮，同時提高警覺性，有助於壓抑其他的神經傳遞物質。GABA低的人，經常出現焦慮、憂鬱、煩躁、頭痛、高血壓等症狀。

• 麩胺醯胺（glutamine）：體內最豐富的胺基酸。麩胺醯胺增加大腦中的GABA，也有助於除去體內多餘的氨、提高免疫系統功能、保護腸壁，而且似乎是大腦正常運作所需的物質。雖然身體平時可以製造足夠的麩胺醯胺，但是在極端的壓力（如劇烈運動或受傷）下，對胺基酸的需要會遠超過身體自然產生的量。一些專家認為，低麩胺醯胺可能會導致憂鬱、疲勞和對酒精的渴求。

• 苯丙胺酸：內啡肽（腦內嗎啡）是一種可幫助調節情緒，和阻止慢性疼痛的天然物質，體內可以自行製造，並且會不斷重複製造和分解的過程。苯丙胺酸可以避免內啡肽常態性的破壞，提高內啡肽並改善憂鬱情緒。這種人體必需胺基酸也參與製造神經傳遞物質（如多巴胺和正腎上腺素）。

• 牛磺酸：非必需胺基酸。牛磺酸與GABA的協同作用，有助於避免神經傳遞物質的過度活動，緩解焦慮和多動。牛磺酸也可以作為一種神經傳遞物質，幫助避免身體對血清素、多巴胺、腎上腺素和正腎上腺素的再攝取，確保它們留在大腦中。

• 色胺酸：必需胺基酸，是大腦用以製造血清素，一種「令感覺良好」的神經傳遞物質。有些研究表示，服用5-羥基色胺酸（5-HTP）可以提升大腦血清素，可作為治療憂鬱症的一個重要輔助。

• 酪氨酸：酪氨酸是神經傳遞物質（正腎上腺素和多巴胺）的前驅物。當酪胺酸在最佳水準時，可以帶來高能量、有警覺性、改善情緒等效果。

15—2

胺基酸與憂鬱症

毫無疑問的，低胺基酸與憂鬱、焦慮等負面情緒有關，但是尚未有人想通這其中的連接。例如，我們沒有辦法說：「色胺酸的吸收下降百分之X，會導致憂鬱症增加百分之Y。」然而研究人員已經在這個謎團中找出了幾個片段：

1、胺基酸的變化會影響情緒。

尤其是色胺酸的低下與憂鬱症狀和負面情緒相關。在一項研究中，研究人員特意使得憂鬱症反覆發作的十五名婦女的色胺酸耗盡。在很短的時間內，其中十名受試者有「顯著的臨床憂鬱症狀」。另一項研究發現，用百憂解（Prozac）添加色胺酸治療憂鬱症，其憂鬱評分下降程度超過百憂解加安慰劑。

2、憂鬱症的嚴重程度，可能與胺基酸和蛋白質的含量有關。

研究發現，重度憂鬱症患者和健康對照組，以及重度憂鬱症和輕鬱症（dysthymia）對照組，血中蛋白質濃度（total serum protein）有著非常顯著的差異。另一研究發現，憂鬱患者相對於健康者在麩胺酸（glutamate）、麩胺醯胺（glutamine）、甘胺酸和牛磺酸的血液濃度都有明顯改變。

3、某些特定胺基酸和血小板在血液的相對濃度，可能使一個人對治療憂鬱症的氟伏沙明（fluvoxamine，Luvox 無鬱寧）有過度反應或毫無反應。另外，其他藥物也有類似情形發生。

4、複雜的疲勞（complex fatigue）

包括精神和身體的疲勞，都會導致胺基酸的變化以及它們在很多器官中的代謝作用。在一群診斷為複雜疲勞的動物發現，總胺基酸量降低，血漿、骨骼肌和肝臟中麩胺醯胺偏低；在這群動物的大腦中，苯丙胺酸、酪胺酸、精胺酸、羥丁胺酸也會偏低。

也許這個領域仍然存有許多的奧秘，但已經明確的顯示：

- 低量的特定胺基酸會導致某些憂鬱症狀。
- 憂鬱症往往伴隨著胺基酸代謝變化。

某些特定胺基酸含量和比例不佳會導致精神疾病，而藥品或多或少有點治療效果。

是什麼讓胺基酸降低？

缺乏足夠的胺基酸，可能會導致幾個問題，我將在後面作進一步的討論。最常見的缺乏原因是對蛋白質的消化不良。蛋白質的分解發生在胃部，胃分泌強大的酸液稱之為胃酸。但胃酸不會簡單地「分解」蛋白質，它必須先將一種稱為「胃蛋白酶原」的物質轉換成「胃蛋白酶」的酵素，再由胃蛋白酶將蛋白質分解成許多稱為「多胜肽」的微小碎片。從某種意義上，胃酸將「遲鈍」的胃蛋白酶原變成「鋒利」的胃蛋白酶。

沒有胃蛋白酶，人體不能消化蛋白質，所以胃酸分泌不足就意味蛋白質消化不良。

此外，胃酸有助於吸收維生素B_{12}和各種礦物質，破壞從消化道進入人體的細菌，以及觸發飽足感讓大腦知道胃已經裝滿了。

一般而言，太少的胃酸就表示營養吸收不良、增加接觸細菌的風險、影響飽足感及消化不良。

15—3

哪種人有低胃酸的風險？

胃酸的量會隨著年齡的增長而急劇下降，從十至三十多歲大約會下降百分之四十，達到七十歲時幾乎再降一半。這表示消化蛋白質的能力隨著年齡增長也顯著下降。

不管是用處方簽或是直接在藥局購買成藥，經常使用制酸劑和其他干擾生產酸液的藥物，他們的胃酸分泌也會比較差，即使是年輕人，也會造成營養吸收和消化能力的降低。

除了影響蛋白質的消化不良，低胃酸也和許多慢性消化系統不適有關，包括吃飽後疼痛或不適、脹氣、腹瀉、食物過敏等。低胃酸也會造成缺鐵性貧血、骨質疏鬆症、膽結石、皮膚病、類風濕關節炎、牙周疾病、哮喘、慢性壓力等症狀。

低量的胃酸

我們通常認為，胃酸過多、胃灼熱或胃食道逆流的問題在中年和老年人較多。許多人，包括相當多的健康專家，沒有意識到的是，胃酸的量太低也會引發類似胃食道逆流的症狀，其中包括火燒心、噁心、反胃。

與其避免接觸問題食物，大多數人都喜歡用藥來冷卻「火燒心」。

由於藥廠持續廣告播送「教育宣導」，數百萬計的藥局都在販售這類藥劑，如普利樂（Prilosec）、羅雷茲（Rolaids）、氫氧化鎂鋁（Maalox）和耐適恩（Nexium）（以上皆屬胃藥），每年開立了超過六千萬張胃食道逆流處方簽。這意味著千百萬人試圖治療胃酸過低的症狀，但是卻使胃酸進一步降低，加劇蛋白質的消化和營養吸收不良的問題。低胃酸也連帶影響了鋅、鎂、其他礦物質、維生素C和某些維生素B的吸收。其中，鋅的吸收不良最為嚴重。

正如在第十章中所說的，鋅參與了超過兩百種不同的酶反應，其中幾個與消化有關，所有消化酵素與胃酸，都依賴鋅來協助正常運作。

低胃酸可以等同於情緒低落

三十六歲的梅琳達，育有兩個孩子，她非常留意她的體重，不斷嘗試最新的飲食法，不過憂鬱症卻始終伴隨著她，她的憂鬱症病史可追溯自大學。不過，她目前已經停止服用抗憂鬱藥，避免影響性慾。此外，她還持續受腹脹、放屁，還有慢性消化不良所苦。

為了解決這些問題，她不斷吃非處方的制酸劑，像吃飯一樣。即使梅琳達十分注意她的飲食，吃大量的蛋白質，包括魚和雞，她的檢測結果卻顯示，所有的必需胺基酸都太低。

在不改變飲食的狀況下，當梅琳達開始服用鹽酸和消化酵素，她意識到不僅她的情緒和精力有所改善，她的慢性消化問題也解決了。

確保身體有足夠的營養，再加上充足的胃酸和消化酶，有助神經傳遞物質水平正常化。如果這些營養素不足，神經傳遞物質的製造也跟著出現問題。即使病人服用藥物（如百憂解）也會發生情緒調節問題。

胃酸和消化酶低落，也可能導致心理上的後果。當蛋白質分子分解效率差，釋放到血液中的必須胺基酸就可能不足。這些在「行動中失蹤」的胺基酸可能是色胺酸、酪胺酸和苯丙胺酸，上述胺基酸都在情緒調節上發揮著重要的作用。

例如，色胺酸是血清素的「製造原料」，而苯丙胺酸對多巴胺和正腎上腺素的生產是必要的物質。此外，為了製造神經傳遞物質，也需要大量的鋅、銅、鎂、葉酸還有維生素B_6、維生素B_{12}和其他營養物質。

增加胃酸

如果你有胃病、火燒心、脹氣、腹脹，或其他消化問題，還有憂鬱的話，你的問題可能是因為胃酸過低，導致胺基酸、鋅或其他營養素不足。

儘管制酸劑可能會導致你身體潛在的危害，要逐漸減量，而不是一次立刻全部停掉，是非常重要的事情。

首先，攝取適當的消化酶、鹽酸和胃蛋白酶，並且減少任何對胃不好的食物，如酒精、咖啡和含糖飲料。一旦你的消化症狀能控制，試著向你的醫師要求以非處方制酸劑代替須處方的制酸藥物。

非處方制酸劑如泰胃美（Tagamet），沒有處方藥那麼強烈。讓身體自己慢慢緩解，再逐步減少劑量，直到你不再需要任何藥物。隨著體內胃酸產生的正常化，我的許多患者發現他們能夠完全不使用制酸劑。

15—4

保持適當胺基酸和蛋白質含量

有時胺基酸偏低是因為飲食造成，尤其是因為沒有吃肉，或純素飲食。其他流行的節食計畫，或減肥飲食也可能會導致缺乏蛋白質。

有些憂鬱症患者失去對食物的興趣，吃的食物種類較少，食量變小也同時造成胺基酸攝取不足。

胺基酸補充品

大部分的人只要確保他們吃足量的肉、禽、魚或奶製品，有足夠的鹽酸和消化酵素，蛋白質就不會不夠。但是有些人，尤其是有飲食限制、營養不良或因為疾病影響吸收功能的人，可能就需要胺基酸補充品。這些補充品可以用乳清蛋白粉末，或游離形式胺基酸來加以補強。

- 乳清蛋白粉，這是我推薦給我的病人在「ZEEBrA 能量奶昔」中用的蛋白粉。乳清是製作起士過程中的副產品，含有 β-乳球蛋白、α-乳白蛋白和其他高生物活性的蛋白質。這些蛋白質含有所有的必需胺基酸，並且可以迅速的消化吸收。

正如我在第十二章中建議的，乳清蛋白加上核醣可以做成能量奶昔。早餐喝能量奶昔是絕佳的能量補充，可以令人整天精力充沛。

只要沒有對乳製品過敏，乳清蛋白粉是一個很好的蛋白質補充品。

- 游離形式胺基酸：就是不和其他胺基酸連結的獨立胺基酸，可以很容易被人體吸收，用以加強心理和身體健康。

游離形式胺基酸有膠囊或粉末兩種型式。如果身體檢驗的結果顯示，空腹胺基酸含量偏低，我經常推薦四克胺基酸與ZEEBrA奶昔或果汁混合，每日兩次，早飯前和晚飯前服用。

服用時最好先諮詢醫師或專業營養師，以了解胺基酸的正確用法，以及是否造成潛在藥物相互作用與副作用。

何時吃蛋白質？

即使飲食中含有足夠的蛋白質，不過蛋白質常常在晚餐才攝取到。一個典型的早餐，通常包括穀類和奶油烤麵包，而晚餐可能有一大塊的肉或魚，這表示早上攝取的蛋白質相對較少，因此胃在晚上才吃進大量的蛋白質。

我們往往都忽略了，尤其是早上攝取足量的蛋白質是很重要的事情。在早晨進食足量的蛋白質（且遠遠超過典型美式早餐的量）是非常重要的，這對調節情緒控制，以及對身體的荷爾蒙連串反應是不可或缺的。也就是說，優質的蛋白質（如肉或雞蛋），應該是每天早餐的一部分。

在 ZEEBrA 治療憂鬱症的方法中，減少高碳水化合物的早餐是一種簡單又有效的第一步。

記住，身體會將食物中的蛋白質分解成胺基酸並加以吸收，然後這些胺基酸又以新的方式來重組蛋白質。

以胺基酸前驅物增加神經傳遞物質

治療憂鬱症最初目標之一：是調查缺乏哪些必需胺基酸。

經由改變飲食結構並攝取消化酵素，如鹽酸、蛋白質奶昔，或游離形式胺基酸補充品來改善。

如果精神科醫師只有詢問患者的飲食描述，比如患者自己說攝取足量的蛋白質，或甚至形容有吃含有豐富胺基酸的飲食，但是醫師沒有進行深入探查的話，這樣是不夠準確的。

我常看到患者吃的是健康飲食，含有大量人體必需胺基酸，但他們依然與憂鬱症纏鬥不休。

針對這些人，標靶胺基酸是極佳的藥理輔助，可以加強神經傳遞物質的合成，並且可以產生抗憂鬱作用。正如我前面所提到的，色胺酸是血清素的前驅物，而苯丙胺酸和酪胺酸是多巴胺和正腎上腺素的前驅物。因此可知，在飲食中攝取更多的色胺酸，可以增加大腦中的血清素，而增加體內的酪胺酸和苯丙胺酸，也能增加多巴胺的合成。

多年來，科學家們一直在研究「限制色胺酸飲食」的動物實驗和人類實驗：目標就是消耗自己身體的色胺酸，降低血清素，並誘發憂鬱狀態。

由於色胺酸耗竭常用來引發憂鬱症，那為什麼補充色胺酸從沒被視為一種可能的療法？如果故意降低色胺酸來誘發憂鬱症是如此有效，為什麼我們不給憂鬱的人補充色胺酸？尤其是那些已經很低的人？為什麼不去嘗試檢查每一個病人的胺基酸水平？為什麼不鼓勵醫學界去研究這些問題？

在我的醫療處方，我是使用 5- 羥基色胺酸（5-HTP）結合酪胺酸。通常身體會用色胺酸來製造 5-HTP，5-HTP 很容易穿過血腦障壁，來增強血清素的合成。直接施給 5-HTP 可以節省一個步驟，而且因為沒有加入其他種類的蛋白質，可大大提高大腦血清素的含量。

這種治療方式通常不到兩個星期就可以看到成效。對於使用 5-HTP 結合酪胺酸的配對研究很有限，但在全國各地的精神科醫師和臨床醫師，已經成功地使用這種組合多年。

我使用 5-HTP 搭配酪胺酸已經十幾年了，而我的病人藉由這種組合都有顯著的改善。我通常採用的比例為十份酪胺酸加一份 5-HTP，因此，典型的處方是酪胺酸五百毫克和五十毫克的 5-HTP，每天三次。

然而，某些人可能需要更多或是其它的胺基酸。個人化的胺基酸處方是治療成功的關鍵，我發現，活力低落的患者往往酪胺酸的劑量要提高一些，而如果是強迫症的患者，就需要比較高劑量的 5-HTP。

雖然 5-HTP 可能會引發一些副作用，包括腸胃不適、脹氣、絞痛等，不過這些都是可以避免的，從一天五十毫克慢慢開始，逐漸增加至三百毫克的劑量分次服用，例如早餐一百毫克，午餐一百毫克和晚餐一百毫克。有些人服用 5-HTP 後會略感疲倦，所以白天可能要採取小劑量，晚上睡覺前再服用大劑量。

儘管有這樣偶爾的副作用，對許多患者而言，運用 5-HTP 結合酪胺酸療法，可以提升神經傳遞物質。因此多數時候，它是一個有效的輔助抗憂鬱藥，有時甚至只靠它就足以驅逐憂鬱。

值得一再提醒的事情

有時憂鬱症的治療，最重要的方法就是攝取足夠的胺基酸，這一點再怎麼強調都不為過。

檢查每一個憂鬱病人的飲食和營養狀況，並在必要時給予更正。對許多憂鬱病人來說，這第一步其實也是他們唯一需要的一步。

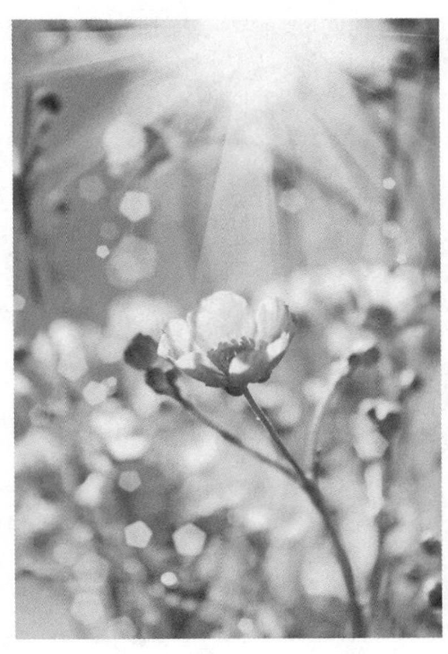

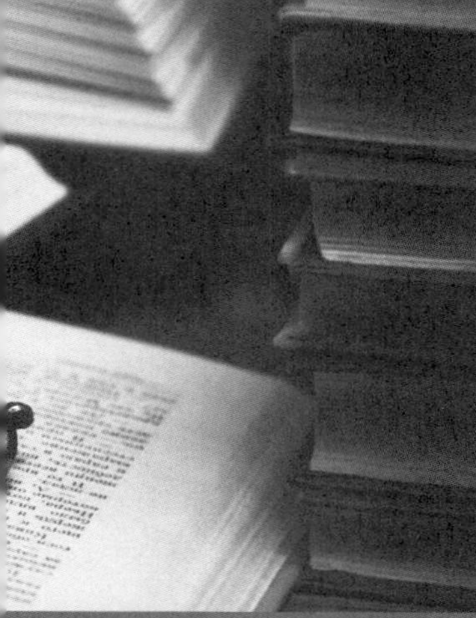

16

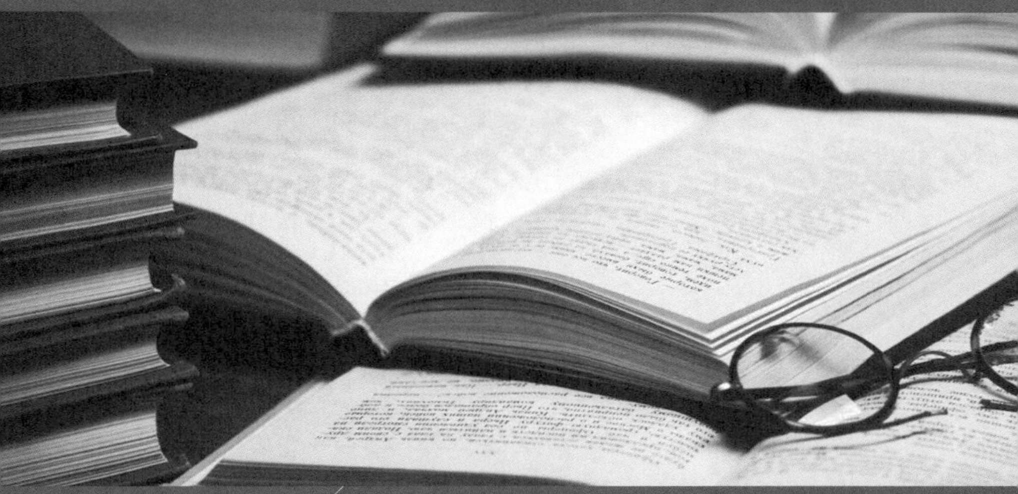

Chapter 16 建議的檢查

在傳統醫療過程，檢視營養狀況不屬於精神病診斷的一部分。不過，若是想了解治療憂鬱症的潛在因素，綜合性的代謝評估可說是關鍵部分。這項評估結果可以作為個人化營養方案的基礎，有助於確保精神復原和長期健康的發展。

改善營養和代謝的失衡，有助恢復正面情緒，使身體能夠健康運作，是治本方法。首先我們必須先發現身體哪部分失衡了？最佳的途徑之一就是透過檢驗。

針對憂鬱症患者的營養評估，大量的檢驗是很重要的。包括傳統的檢驗，或另一些較不為人知、醫療保險可能不包含在內的檢驗。

然而，所有的檢驗都是一項重要的依據，從中發現營養素的不足，透過適量的補充品來加以導正，提升身心健康。

16—1

檢驗入門

對於所有憂鬱症患者，建議可以進行以下項目的檢驗：

- Fasting amino acids 空腹胺基酸檢查

- Complete Blood Count with differential 全血球計數與分類
- Celiac disease screening 麩質過敏篩檢（抗組織型麩胺醯胺酶抗體和抗麥膠抗體測試）
- Lipid panel 血脂檢查
- Comprehensive chemistry panel 血液化學檢查
- Copper level 銅
- DHEA-S 脫氫異雄固酮硫酸鹽
- Essential fatty acids 必需脂肪酸
- Folate and vitamin B_{12} 葉酸和維生素 B_{12}
- Food allergies 食物過敏
- Homocysteine 同半胱胺酸
- Iron and ferritin 鐵和鐵蛋白
- Magnesium 鎂
- Methylmalonic acid 甲基丙二酸
- Red blood cell trace minerals 紅血球內的微量礦物質
- Testosterone 睪固酮
- Thyroid 甲狀腺
- Urinary organic acids 尿液有機酸

- Urinary peptides 尿肽檢查（包括酪啡肽和麩質嗎啡）
- Vitamin D 維生素D（25-羥基維生素D）檢查
- Zinc 鋅

16—2 深入了解

胺基酸

作為所有身體組織和器官中的蛋白質組成材料，胺基酸有助於調節神經傳遞物質，形成抗體，產生細胞能量。

缺乏胺基酸，尤其是九種必需胺基酸，會引發嚴重的健康問題，包括一些相關的情緒和認知功能問題。例如，色胺酸太少可能導致憂鬱症，酪胺酸或苯丙胺酸太少會導致疲勞和注意力下降。

血液和尿液檢查都可以檢測胺基酸。血液測試可能要通過抽血、驗血。胺基酸的異常高低，通常都可以透過補充品或飲食來調整。

全血球計數與分類

CBC（全血球計數）測定白血球數量和類型、紅血球的數量和特性、血紅素、血球密度和血小板。如果紅血球數量過低、血紅素過低或是紅血球密度降低，則代表貧血，而貧血可能導致憂鬱症。紅血球的某些特性，如MCV、MCH、MCHC可以指出哪一種營養不足所引發的貧血，無論是銅、葉酸、鐵還是維生素B_{12}。

白血球會因為感染、過敏性或白血病而顯示異常的高；因為藥物反應或鋅缺乏而異常的低（製造白血球需要鋅）。血小板與血液凝固有關，過高、過低都不正常，太低會導致凝血功能下降和容易瘀青。

麩質過敏篩檢

在小麥和其他穀類中都含有麩質，麩質敏感體質的人容易對麩質過敏，即是身體誤認麩質是一個外來入侵者，啟動免疫攻擊。

大量證據顯示，麩質過敏的人比一般人更容易焦慮和憂鬱。

由於某些細胞分泌的促進發炎物質會觸發憂鬱症的症狀。

麩質過敏的篩選包括檢查血液，確認身體是否製造對麩質有反應的兩種抗體：抗組織型麩胺醯胺轉移酶抗體（antitissue transglutaminase）和抗麥膠抗體（antigliadin）。

要確認是否陽性反應，可以做小腸鏡檢查，用內視鏡插入咽喉，通過胃進入小腸。從內壁作組織取樣後，在顯微鏡下檢視，辨認是否有麩質過敏的特徵變化，包括萎縮、扁平絨毛、毛髮狀的腸道。

目前在臨床上，我們可藉由慢性食物過敏原的檢測，檢查血清中是否含有過量對抗麩質的抗體，以推論患者是否有麩質過敏。

血脂檢查

血脂測量透過驗血檢查總膽固醇、三酸甘油酯、高密度脂蛋白、低密度脂蛋白。

在第十一章提到近期的研究顯示，較低的總膽固醇與憂鬱症、自殺念頭有關。

二〇〇九年在《精神病學研究期刊》發表的一項研究發現，男性總膽固醇較低（低於一百六十五毫克／分升）的族群，自殺、事故和其他非自然原因死亡的機率是一般人的七倍。

一些專家推測，總膽固醇含量低會降低血清素和血清素接受體的製造。血清素低與憂鬱症有關，也會導致黃體素和睪固酮的下降，這兩者都與憂鬱症相關。

血液化學檢查

這組血液測試是用來評估器官功能，還有糖尿病、肝臟疾病、腎臟問題的初步檢驗。測試結果對於電解質狀態、酸鹼平衡、腎功能、肝功能、血糖和蛋白質等都提供了重要的訊息。

這個測試也可以透過測量鹼性磷酸酶（alkaline phosphatase），評估人體內的鋅狀態，鹼性磷酸酶需要鋅才能製造。因此，低鹼性磷酸酶常常是缺乏鋅的一個指標。

銅（Copper）

考慮到神經傳遞物質，正腎上腺素和多巴胺的合成需要銅，因此銅缺乏會導致憂鬱症狀就一點也不奇怪。

缺乏銅藍蛋白（ceruloplasmin）會引起貧血，這本身就會導致憂鬱症狀。

另一方面，銅異常升高，會引發一些心理症狀，如激進、偏執、焦慮等。

身體內的銅含量可經由血液測試，但是在某些情況下會藉由尿液測試。銅含量的異常可藉由補充劑量或飲食來調整改善。

脫氫異雄固酮（DHEA）

脫氫異雄固酮，是一種由腎上腺產生的荷爾蒙，憂鬱症患者普遍含量較低。

DHEA 含量通常在一個人二十多歲時達到高峰，然後隨年齡的增長慢慢下降。

男性的 DHEA 通常在二十幾歲時，上升到六百五十微克／分升，在老年時下降到三十至一百七十五微克／分升。

女性的 DHEA 大約在二十幾歲時達到三百八十微克／分升，然後年老時降到二十至九十微克／分升。

DHEA 可以經由測量血中的 DHEAS（脫氫異雄固酮硫酸鹽）而得知。

必需脂肪酸

有兩種脂肪酸是身體不能自行製造的必需脂肪酸：ω-3 和 ω-6。

ω-3 脂肪酸，包括 EPA 和 DHA，能刺激大腦，控制腦部退化性疾病，如阿茲海默症的發炎反應。EPA 有助於維護神經細胞膜，而 DHA 可提高腦細胞之間的通訊。

ω-6 也對大腦功能很重要。必需脂肪酸缺乏者易引發多種疾病，包括憂鬱症。

此外，憂鬱症也可能導因於 ω-6 與 ω-3 脂肪酸的比例相對過高。

血清和紅血球的測試可以表現出 ω-3 脂肪酸和 ω-6 的水平，以及兩者之間的比例。過高或過低，可以透過各種脂肪酸補充劑或飲食調整來改善。

葉酸和維生素 B_{12}

葉酸和維生素 B_{12} 對於正常心理功能不可或缺。憂鬱症患者，體內可發現缺乏葉酸和維生素 B_{12}。葉酸對製造腦神經傳遞物質非常重要，而紅血球的製作需要 B_{12}。葉酸缺乏已證實與憂鬱症和貧血有關，維生素 B_{12} 缺乏則可能導致許多精神和神經症狀，包括憂鬱、焦慮、幻覺、記憶力衰退和混亂。

食物過敏

食物過敏容易引發其他精神疾病，包括憂鬱症、過動症、焦慮症的因素。很顯然地，患有食物過敏的人往往比健康的人更容易罹患憂鬱症。

多年來，各種食物過敏的標準測試法是「皮膚點刺試驗」。先刮傷病人的皮膚，然後在傷口滴上特定的食物萃取物。如果會生出一個像蚊子咬到的紅色腫塊，就認定對那種食物過敏。

最近則是採用抽血檢驗比較普遍。將患者的血液送到實驗室，加入特定食物的萃取物，來查看血液中的免疫系統是否有產生免疫反應，比如說 IgG 抗體。

該試驗測定對不同食物的萃取物是否會產生 IgG 抗體，如果為肯定，就可認定對某一種的食物有過敏反應。

同半胱胺酸

同半胱胺酸，是一種由人體產生的胺基酸，通常會迅速地轉換成半胱胺酸（cysteine）。

但是，如果這種轉換發生故障的話，同半胱胺酸就會上升。同半胱胺酸升高，會增加自由基活性，使身體形成血塊，且容易罹患冠狀動脈疾病。此外，同半胱胺酸太高也和憂鬱症有關。

雖然不是所有憂鬱的人都會有高同半胱胺酸，也不是同半胱胺酸高的就會有憂鬱症狀，一項針對三千七百五十二名七十歲以上的男性調查數據顯示，發現同半胱胺酸越高，憂鬱症的風險越大。相反的，降低同半胱胺酸 0.19 mg/L，其憂鬱症機率降低百分之二十左右。

因為葉酸、維生素B_{12}、B_6還有鋅，能將同半胱胺酸轉換成無害的半胱胺酸，所以缺乏上述這些營養素，會導致同半胱胺酸的累積。

事實上，同半胱胺酸升高代表缺乏葉酸、維生素B_6或B_{12}的前期階段，因此服用葉酸、維生素B_6和維生素B_{12}的口服劑，可能有助改善憂鬱症狀。

鐵和鐵蛋白

缺鐵會導致心情不振、疲勞和虛弱，慢性缺鐵往往會產生憂鬱症的症狀。因為鐵是製造血紅素必要的元素，血紅素能協助紅血球的細胞供氧量。如果沒有攝取足夠的鐵，細胞就會缺氧，因此導致虛弱、乏力、全身不適。

有許多種測試都可以用來評估鐵的狀況，可檢測血清鐵和鐵蛋白（一種儲存鐵的蛋白質）。有時會發生血液中鐵的含量正常，但儲存量不足的情況，也就是說血中的鐵足夠，但是鐵蛋白不足。如果鐵蛋白低於正常值，即使是在正常範圍的下限（小於一百毫微克/毫升），仍建議額外補充鐵劑，鐵和維生素C一起吃可以幫助吸收。

鎂（Magnesium）

鎂扮演身體機能中不可或缺的礦物質，包括將碳水化合物、脂肪和蛋白質轉換為能量，維持正常心跳、血液凝固、製造胰島素，以及對肌肉和神經功能的正常運作。

缺乏鎂會導致憂鬱、焦慮、無力、心臟病併發症、失眠、注意力不集中等問題。

鎂的檢查無法簡單做個血液測試就好。人體內的鎂，大多數被儲存在我們的細胞中，在血液中的鎂只有約百分之一。換句話說，血液測試可能無法精確地反應體內的鎂含量。一個人可能血中的鎂正常，但仍沒有足夠的量讓整體生理機能運作正常。

鎂最常見的測試方法是驗血，另一種方法是二十四小時尿液測試，確認從體內排出的鎂的量。一旦確認這個量，醫師就給病人注入一定量的鎂，再經過二十四小時的尿液收集，以確定變化量。如果病人比正常保留了更多的鎂，那就代表他有缺鎂情況，正因為身體缺乏鎂，所以要將注入的鎂保存下來，以補償不足。測試細胞中的鎂含量是另一種選項，這種方法是要刮取病人的舌頭來取得細胞，然後檢測細胞中的鎂含量。

紅血球的微量礦物質

這個試驗評估許多營養素，包括鈣、磷、鋅、硒、硼、鉻、釩，還有潛在的有毒元素，上述所有元素對血球細胞或血球細胞膜都有重要影響。

測試的結果有助確實針對個人健康，補充最必要的營養補充品。

睪固酮

所有憂鬱的人都應該作睪固酮檢查。

憂鬱症和低睪固酮之間有很深的關係，在某些男性的憂鬱症，除非提高睪固酮的含量，不然憂鬱將無法得到緩解。

透過簡單的驗血可以檢查睪固酮。「正常值」的範圍隨實驗室的不同也有所不同，二十到四十歲之間的男性，大約兩百七十至一千毫微克/分升，被認為是正常範圍值。範圍的上限，隨著男性年齡的增長而下降。但是請記住，對某人屬於「正常」值，對另一個人而言可能太低，所以測試結果必須綜合其他數據才能評斷。

甲狀腺

甲狀腺是位於脖子前方的內分泌腺，會受腦垂體製造的甲狀腺刺激素 TSH 刺激，而分泌甲狀腺素。

甲狀腺會製造自己的荷爾蒙：T4 和 T3（甲狀腺素），甲狀腺素幫助身體以特定的速度來利用能量。甲狀腺素過高（甲狀腺亢進）或過低（甲狀腺低下）都會引起問題。

甲狀腺亢進會使心跳增快、心悸、焦慮、失眠、掉頭髮和肌肉流失；甲狀腺低下則會導致憂鬱、乏力、呆滯、健忘、畏寒、體重增加。

甲狀腺篩檢也是憂鬱症診斷和治療中的重要步驟，透過一個簡單的血液測試就可以進行甲狀腺素的評估。

尿液有機酸

有機酸指數異常的升高，通常是因為身體一個或多個代謝途徑發生堵塞，這時有機酸就會通過尿液排出。

尿中出現有機酸，可能是神經傳遞物質功能、解毒功能失調，或消化不良、能量製造、營養不足等問題。

例如，尿液中的甲基丙二酸 MMA 過高代表缺乏維生素B_{12}的早期現象，當B_{12}下降，甲基丙二酸就會上升。結合同半胱胺酸試驗的結果，可以確認輕度或早期維生素B_{12}缺乏，都會出現高甲基丙二酸現象，即使血液中的維生素B_{12}顯示正常。

同樣地，高含量的犬尿胺酸（kynurenate）可能代表維生素B_6缺乏，B_6是神經傳遞物質合成所需的維生素，當維生素B_6的含量不足，尿液中的犬尿胺酸就會上升。

尿液有機酸測試必須用早晨第一泡尿。可藉由營養補充、飲食修改，或配合殺真菌劑與抗生素藥物，都可以改善異常狀況。

尿肽檢查

鴉片類胜肽如 casomorphin（酪啡肽）和 gliadorphin（麩質嗎啡）在尿中出現時，代表天然蛋白質如酪蛋白和麩質（存在小麥、黑麥、大麥及若干其他穀物中）的分解不完全。

這種分解不完全問題，是因為蛋白酶 DPP IV（二肽基肽酶 IV）在小腸內的數量不足，或是停止活動。鴉片類胜肽異常升高，會引發心理症狀，包括憂鬱症。

進行這類測試須使用早晨第一泡尿。通常測試結果會是陰性，也就是說尿液中沒有酪啡肽和麩質嗎啡。如果檢測為陽性，飲食中應避免酪蛋白和麩質產品。並補充蛋白酶 DPP IV，將有助完全消化這些神經活性肽。

維生素D

維生素D缺乏症，可能伴隨憂鬱、壓力反應、高血壓、高血糖，或引發疾病，包括心臟病變、癌症和多發性硬化症等。

維生素D在肝臟中轉換成 25- 羥基維生素D，這是維生素D在血液中的形式。

25- 羥基維生素D偏低，表示一個人沒有得到足夠的膳食維生素D，或暴露在陽光下時間不足，或者是維生素吸收有問題。維生素D偏低的人可以補充維生素D_3，而且應該要每三個月監測 25- 羥基維生素D的狀態，直到回到標準範圍內。

鋅

鋅的含量低與憂鬱症有關，而且如果鋅越低，憂鬱症越嚴重。相對的，服用鋅補充劑已經證明可以改善憂鬱症，也能輔助抗憂鬱治療。然而，測量血液中的鋅並不是檢測鋅是否缺乏的可靠方法。

有一種更好的方式是鋅口味測試（可參閱第十章），此種試驗甚至可以鑑別到非常細微的鋅缺乏症。

值得做的事情

極少數精神科醫師會要求憂鬱症患者實行以上這些檢驗。這其實算是一種疏忽，因為相較於用錯藥，或是因憂鬱症而引發的社會成本，實驗室檢驗並不會花上太多的時間和金錢。

我發現，大部分的情況，只要檢驗血液，就可以協助引導正確的治療方針。相對於檢測其他身體疾病，我們應該要用相同的精力和熱情，來調查憂鬱症的潛在原因。如果我們發現引起憂鬱症的因素，那麼我們就能更接近正確的治療方法，來取得永久性的緩解，直至完全康復。

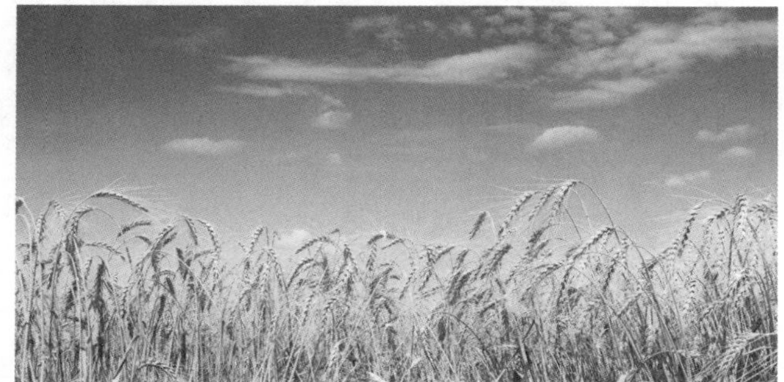

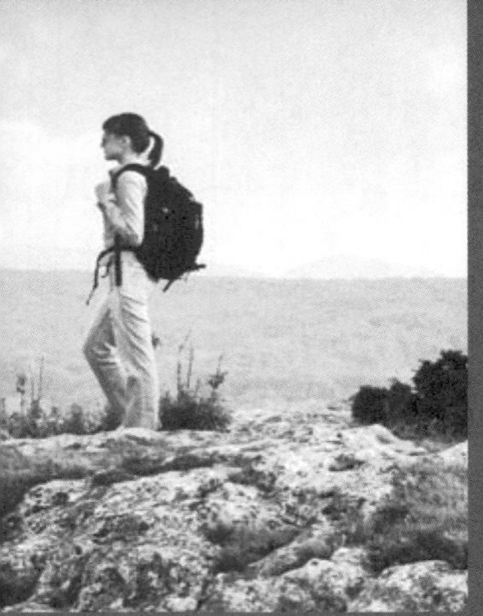

17

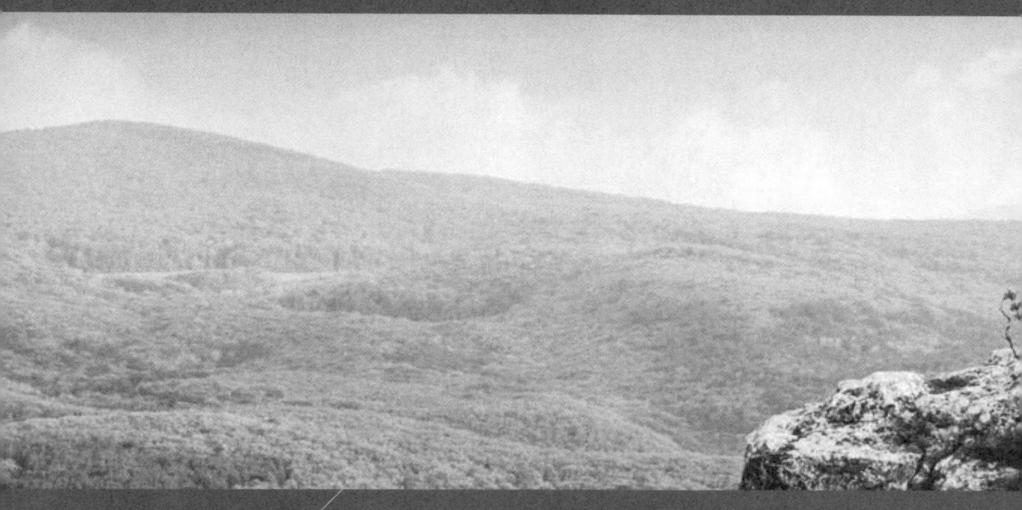

Chapter 17 / 生化學以外的治療

前幾章，我回顧憂鬱症容易被忽略的誘因，而其中營養素是修復身體的根基，因此，本書主要分享營養處方，如何使身體的分子發揮神奇的力量，進而修復心理健康。

從報章雜誌閱讀到的營養補充資訊，跟直接在實驗室檢視你獨特的新陳代謝報告是兩回事。唯有了解個別需求，才能恢復健康。

正由於憂鬱症是包含身、心、靈各層面的複雜問題，營養更是極易被忽略的治療面向。因此，治療過程必須包括：增強患者的內在力量，探索患者與外在環境的關係，找出其中的連結。

西方醫學傾向於只看憂鬱症的表象，強調患者神經傳導物質的病理診斷，並依照神經傳導物質的量來給予藥物治療，患者的腦部及身心狀態應該就會恢復正常。然而實際並非如此，即使透過多重藥物操控神經傳導物質的量，問題還是沒有解決。

我們可以思考一下，對你深愛的人，你會說：「我愛你」，而不是「我愛你的大腦」，因此治療的重點當然不能只針對大腦或某個部位，而是要針對整個身體。憂鬱症得以好轉，有賴生理、心理、社會、文化、生化等因素和諧運作的結果。

從檢視每個個體獨特的背景、思考型態、價值理念、生活經驗，找出什麼是造成或持續產生憂鬱的因素，要使憂鬱症好轉，往往需要理解患者的信念，以及患者對自己的期望。

運作正念（mindfulness）策略：挑戰你的「螞蟻」（ANTs）

憂鬱症的典型指標，就是習慣以負面的想法看待事物。

患者通常十分頑固，且持續負面思考事情，讓自己陷入沮喪狀態，這個過程稱為「負面反芻」：對過去感到懊悔，對現在感到空茫，對未來缺少指望。

醫學博士丹尼爾．阿門（Dr. Daniel Amen）稱這種思考模式為「自發性的負面消極想法」（Automatic Negative Thoughts），簡稱「螞蟻」（ANTs）。

阿門醫師（Amen）鼓勵憂鬱患者試著覺察不斷出現在腦海的消極想法，藉由覺察、挑戰這些「螞蟻」，患者可以開始消除這些負面消極想法。阿門醫師（Amen）稱這種方式為：「餵養情緒的食蟻獸！」使負面情緒不要任意作亂。

培育正面行為使心靈平靜，可以快速驅散憂鬱的迷霧。

心靈平靜，不只是不再憂鬱，而是活得更加積極。成長過程中，我的父母曾送我約書亞．利伯曼（Joshua Liebman）的著作《心靈平靜》（Peace of Mind），我深感興趣的閱讀著，約書亞．利伯曼（Joshua Liebman）在裡頭寫到：「很多人沒有認知到自己對友伴的需求，其實與食物的需求一樣重要，因此他們在生活中尋找替代物，來取代真實、溫暖、簡單的關係！」

約書亞．利伯曼（Joshua Liebman）確信：「內心的完整意識是可以培育的。」利伯曼的書出版數十年後，研究顯示：一個擁有樂觀想法的人，能夠把瓶子內的僅剩一半的物質看成「半滿」而不是

「半空」，不只可以提升沮喪的心情，更可以強化生命力。

「正念」即是「覺察習慣性的消極想法」，這個概念是由哈佛心理學家埃倫．蘭格（Ellen Langer）、醫師和治療師發展出來的，包含增強自我覺察、有目的的活著。

它意謂著：「關掉生活中無意識領航的自動駕駛，而關注想法、感受、與身體的知覺。」一旦我們不再處於「狀況外」，才可能看到事情的各種變化，質疑那些搶走我們選擇權而做出的決定，奪回我們的生命力，蘭格（Langer）稱之為「可能性的力量」（power of possibility）。他鼓勵我們覺察各種可能性，而不是假設什麼會發生，或是認為事情總是那個樣子。

蘭格（Langer）指出：「憂鬱最痛苦的一點就是自始至終一直持續的信念。」如果我們仔細觀察，當我們憂鬱時，我們也不是每一天的每一刻都是沮喪的。從這點來看，就能理解憂鬱並非牢不可破。

很多診所引用「正念」（mindfulness）協助改善憂鬱。在第十九章，我還會詳述一些可以立即運用的「正念」策略。這些策略，每一個都可以幫助人們改善負面思考，敞開心靈去體驗生活的美好與繽紛。

認知行為治療（CBT）：關係是克服憂鬱的關鍵

接受心理治療，有時會運用談話方式，藉以發展專注，提升自覺，是提振憂鬱精神的方式之一。

認知行為治療（Cognitive-behavioral therapy）是一種心理治療學派，協助個人辨識造成沮喪心情的消極想法，將之轉換成比較正面、實際的想法。它也提供一種引導性的過程，協助有反覆自虐傾向的患者。

CBT基於觀察到患者對自己、對未來的想法比較消極，並且認為「必然的無價值感」（essential worthlessness）。CBT治療憂鬱的效果跟抗憂鬱藥的效果一樣，對復發的防護功能顯然更好。

CBT同時也改變憂鬱患者不健康的思考模式。

研究者研究各種心理動力學派，這些學派探索病患情緒狀態的根源，通常都聚焦在潛意識的動機與防衛。有幾個研究顯示：心理動力學派可以有效的消除憂鬱。心理學家給出以下的結論：「沒有特定的方法論確實優於其他方法論。」

二〇一〇年在美國心理學家學刊（American Psychologist）的文章中，薛德（J. Shelder）提出「杜杜鳥裁決」（Dodo-bird verdict），這是基於《愛麗絲夢遊仙境》中杜杜鳥的情節，杜杜鳥在其中宣告：「每個人都贏，都可以獲獎」。

由以上的例子來詮釋：不管心理治療的風格或方式為何，都沒有絕對的贏家，因為患者與治療師持續的信任關係，比治療的內容更為重要。因此，才會說：「沒有特定的方法論確實優於其他方法論」，這般富含深意的話。

事實上研究學者相信：關係才是克服憂鬱的關鍵。

憂鬱導致被動、社交退縮，參與治療過程會修復信心與建立行動力。如果憂鬱是因為人際互動有困難，這是一個可以成功與人互動的非預期經驗，而不是與失能的家庭成員互動，有助於其正面改善人際關係。

心理治療協助患者解讀憂鬱的意義和層面，使患者重獲健康的人際互動模式，並從憂鬱的泥淖中起身。

此外，有一種「說故事」方式，跟治療師一起重新口述自己的生命故事，從敘述中定位自己，可以從新的角度，預見有希望的未來。

家人與朋友也可以協助憂鬱患者擺脫孤單的感覺。我在臨床實務中，觀察到某些很忙、很成功的專業人士，經常獨自一人來到我的診所，卻對憂鬱症守口如瓶。有些則跟配偶或是家人一起來。其中，有支持者一起陪同前來求診的患者，比較可能繼續接受治療，並在最終解除憂鬱症狀。

有些研究者相信憂鬱本身有正面的功能。根據「白宮輔助與替代醫學政策委員會」（the White House Commission on Complementary and Alternative Medicine Policy）主席——醫學博士詹姆斯・葛登（James Gordon）的說法：「憂鬱、嗜睡、厭世、無助的症狀，就像是鬧鐘（wake-up call），這些警訊讓我們覺察到身心靈已經失去平衡，必須做點什麼來使自己重新回到平衡。」

此話確實有他的道理，我們可從本章各種心理學說法，來驗證了解憂鬱症的引燃點，並學習從中脫困，走向明亮。

接下來，第十八章將討論復原的潛在力量，包括：宗教傳統、靈性與獲得痊癒的信念。

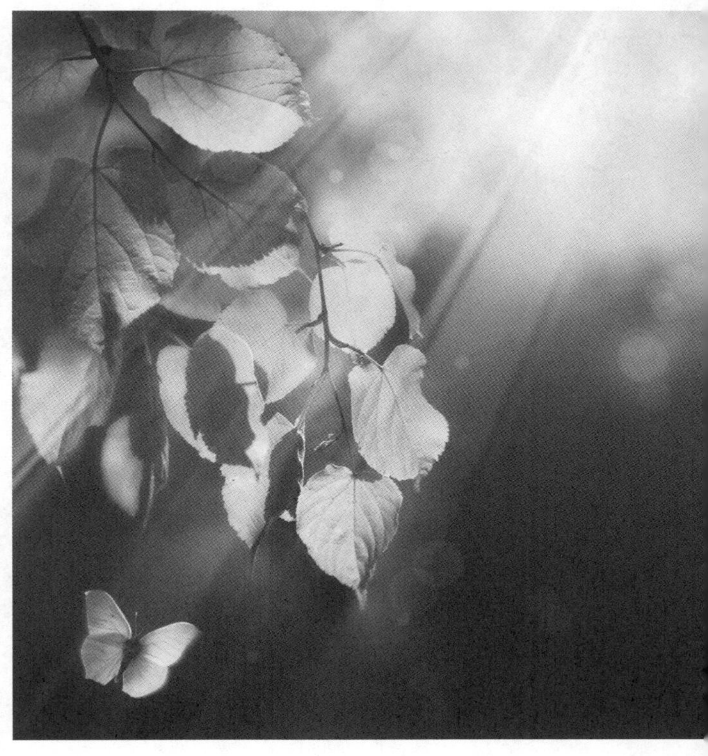

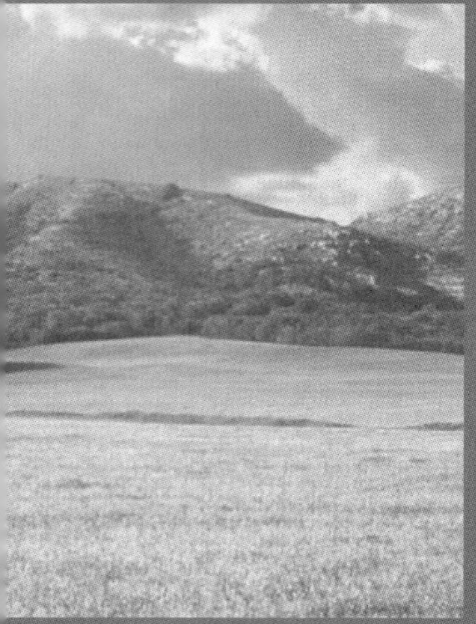

18

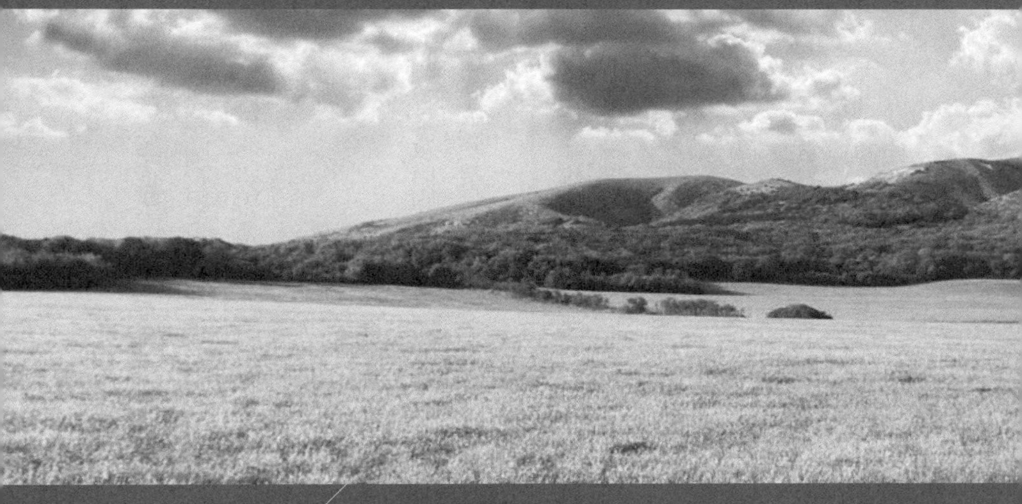

Chapter 18 禱告與安慰劑

近來的研究者開始討論：憂鬱與宗教或靈性生活的關聯性。有很長一段時間，精神病學傾向將患者崇拜神祉、宗教的態度，視為迷信與醫治的障礙。試著幻想一位憤怒、帶著懲罰的上帝，前來阻礙憂鬱患者的復原情況，實在令人難以想像。

信仰幫助復原

近期，研究者發現患者擁有宗教信仰、靈性生活，對於改善憂鬱情緒是有助益的。參與宗教傳統習俗慶典有助於與更大的團體產生連結，從身為其中的一份子，而帶來踏實感。個人靈修則給予俗世的安慰，並體會生存的意義。

在不同環境、不同種族、不同年齡層進行的諸多研究中，共同的結論是：「擁有信仰的人，有比較好的抗壓性，比較少產生憂鬱情緒。即使有憂鬱症狀，有信仰的人消除得也比較快。相信一位慈愛的神（許多宗教基本的信條），顯然能幫助憂鬱狀態快速復原，而且還比藥物治療的反應還要好。

禱告能得到某種程度的心理支持，幫助沮喪的人找到「孤獨監牢的出路」，因此宗教信仰對年紀大且獨居的憂鬱患者格外重要。除了教會或聚會能提供良好的社會支援以外，科學研究顯示單單宗教信仰本身，就能使年紀大的憂鬱患者更快復原。

或許人際交流與建立互動關係，可以舒緩憂鬱情緒。但宗教信仰提供機會去檢視生命的意義，不再狹隘的看待成與敗、得與失。

信仰的力量能戰勝憂鬱，所以我發現探索與了解宗教信仰與實務是很重要的一環。

對治療師而言，患者的宗教信仰像一道視窗，可以看到患者如何跟他所在的世界產生連結。因此，宗教信仰跟心理治療一樣，能帶給患者希望與力量，去對抗憂鬱。

最好的安慰劑

安慰劑效應是指治療過程中，沒有使用任何藥物，卻在身體上發生治療效果。

以宗教信仰為例，安慰劑讓人得以洞察心理層面的運作，以及找出憂鬱症能被治癒的關鍵。

安慰劑有一點消極的意涵，從好的一面來說，它在臨床實驗中控制惱人的變數；從另一面來說，人們可能被矇蔽或愚弄。

不過，我們從身體反應過程中，認知到預期與渴望的成效，安慰劑效應可以是一個用來治療的正面力量。

例如，安慰劑可能只是一個糖衣錠，或是只含水的注射針劑，會發揮療效，只是因為「有意識的相信」藥會發生效力，或「潛意識聯想到」病會被治好的經過。

安慰劑效應常常發生在憂鬱症的治療——頻繁到你不覺得那是偶發現象，即使是糖衣錠，令人驚訝的是有百分之三十五至四十五的病人能獲得改善。得到的結論是：「只要擁有正向的堅強信念，都可以驅散憂鬱。」

因為安慰劑效應對憂鬱症的正面效果，FDA要求所有新藥都必須經過安慰劑實驗，確定它們比安慰劑還有效才能被核准。

重度憂鬱的患者用藥效益明顯大於安慰劑，但是對於中度憂鬱，抗憂鬱藥物的效果跟安慰劑差不多。聽起來中度憂鬱症好像不值得花錢吃藥，或是冒險使用有副作用的藥物。

眾多憂鬱症的治療中，因為沒有生化指標、血液檢測可以來證實安慰劑的效果，然而實際上卻難以估量。精神分析學家歐文．基爾希（Irving Kirsch）做了很多藥物實驗的結果，估計百分之七十五的改善來自治療經驗，百分之二十五才是藥物反應，間接證明了藥物並非治癒核心。

二〇二〇年，憂鬱症被預測為心臟病以外的第二大殘疾。

這還不夠令人警惕嗎？

我的憂鬱症患者讓我體會到，他們對此所付出的代價是難以估算的；很多人不惜剪斷生命之泉，捨棄尋求他人身上的溫暖；為了解脫，有人尋求自殺，有人寄情於酒精、藥物。

威廉．斯泰隆（William Styron）《看得見的黑暗（Darkness Visible）》一書提到：「在憂鬱症……相信解脫跟最終的修復是不存在的。痛苦沒完沒了，還有更不能忍受的是：預知沒有解藥會在一天內、一小時、一個月、或是一分鐘出現；甚至整個破碎了的靈魂是毫無盼望。」描述自身的憂鬱症經驗，沒有信心與希望。

憂鬱症對患者、治療者都是多重挑戰。不像別的疾病有單一因素，例如病毒或感染。憂鬱症有多重源頭，幸運的是也有許多方式可以解決。強化或重建與宗教團體的接觸，或是重新結合生活中的心靈層面，都是具有憂鬱症復原前景的道路，以投入新生活。

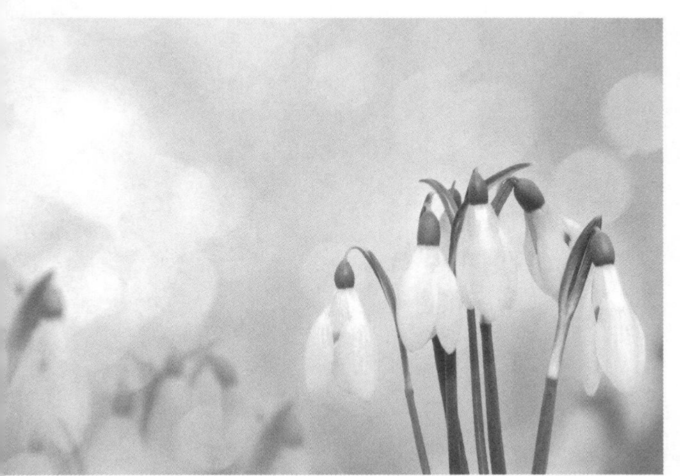

19

Chapter 19 放下

當憂鬱襲來，就像被重重的秤錘壓著，或是進入一個沒有空氣的房間。很多人形容，胸口被壓扁了，動彈不得、沒有自由；有些人說像是照X光片時，身上穿著鉛製的防護衣，或是腳上綁著鉛塊，或是背包裡裝著一百磅的石頭。

莎士比亞名劇《馬克白》描述：「我被關在艙房裡、牛舍內，被綁在莽撞的疑惑與恐懼中。」在在都提到我們所知的憂鬱症像極幽閉恐慌症，展現出憂鬱症的強大心理重擔。

然而，憂鬱症的重擔是可以挪走的。

當大腦的滋養足夠，憂鬱症的生化反應就有機會被治癒。對某些人而言，只要營養修復就足以痊癒，而某些人則比較複雜些，除了身體的滋養，還需要調整思想、情緒、行為所造成的偏差，他們需要移除點燃憂鬱的引信，並找出建立內在力量的方式。

儘管有的知識可以從科學研究中獲得，但情緒、心理健康的層面仍然是個待解的謎。我們了解生化反應使身心失調的情形，但是治療憂鬱症絕不是可以條理化的科學問題，正因治療的時候缺乏明確的生理成果，例如判斷感冒時，有咳嗽、發燒、喉嚨發炎。因此，就算兩種治療師運用不同的治療方式，都能有助於解除憂鬱困擾，我們對病患如何痊癒仍然感到一知半解。

我們確信深受憂鬱症所苦的患者，都會想要在「此時」就獲得解救，且確實有各式各樣的策略，能立即解除憂鬱症的重擔。

不過，我的臨床實務發現：「無論被什麼困住了，放下的過程就可以獲得釋放。」可能是你被困住的工作、減損你自信的情感關係、削弱你的某種能量、使你自尊低落的情況，有時人們長期處於低自尊的工作，會加劇憂鬱病況。

放下讓你受限的事物吧！

當你放下，你才能擁抱真實的現在、創造未來。

以下只是一些策略，現在就可以採用，來放下任何使你持續憂鬱的事物。

視覺化：將心中的畫面轉向

影像是一種語言，用來描述更深的心靈感受。

暢銷書《與成功有約（The Seven Habits of Highly Effective People）》作者史蒂芬・柯維（Steven Covey）提到：「將影像視覺化是一種私人的、正面的、當下的感受。」

歷年來，憂鬱症患者跟一些有創意的作家，運用影像來表達憂鬱症的經驗：「沉重的秤錘」、「下陷的泥沼（John Bunyan）、「黑暗的監牢（Nathaniel Hawthorne）」、「正午的惡魔（Andrew Solomon），全都在描繪陷入羅網的感受。

無論如何，我們都可以透過「視覺化」把心中的影像轉成正面。

你可以運用想像力，將圖畫套上某些可見的正面影像，例如亮光、水流，來增強「放下」的感覺。

運動圖像通常是正面的視象化，可以想像用球拍把網球揮入對手的領域，或是幻想出一個畫面，把高爾夫球揮竿進洞。

呼吸與冥想：學習控制自己的思考

專注呼吸也是隨時可以立刻開始的技巧，不需要花錢，且一天只需要幾分鐘。眾所熟知的瑜珈，強調呼吸（心平氣和的象徵）的重要性，已逐漸被醫學界認可。有意、無意的呼吸，是自主神經系統的一部分；深呼吸可以帶出放鬆的狀態。呼吸技巧不但受到東方人日益尊崇，也被不同文化、醫學界的人們採用，藉以提升身心的健康。

西方醫學研究正在探索「瑜珈式呼吸」在治療偏差（例如憂鬱症）的潛在助益。有一些小型研究發現：經過四天的瑜珈式呼吸法之後，憂鬱病人在貝克憂鬱量表（the Beck Depression Inventory）上呈現症狀確實有改善，而且持續到再次接受定期檢查。

瑜珈式呼吸輔以冥想（瑜珈的核心，其他實務或是哲學也有冥想的層面），所有的冥想都是強調控制自己的思考，同時不只影響心理，也影響生理，例如血壓、血清素都能從中緩解。

根據瑜珈的邏輯，生活中重大的壓力來自於心理上的起伏，過去的挫折、失敗變成思緒的泥沼，亦即負面反芻（rumination）。運用深度、專注的呼吸，瑜珈稱為調息（pranayama），訓練自己的心理停留在此時此刻，不受外物干擾。

換句話說，正確的呼吸法能幫助個人放下（放手）。

專注於呼吸，中斷負面思考的惡性循環，可以降低壓力程度，並且讓身心放鬆，進而產生更大的耐性。

笑：笑到真時真亦笑

我們知道幽默會帶來愉悅感，感受到生活中美好的那一面，使我們變得有彈性，並能對不可避免的屈辱或不平，有更大的耐受力。

有一項研究指出，鰥寡的男女提到幽默與笑，對他們的日常生活及面對喪偶的哀傷調適很重要。幽默包含一個人的認知、情緒、行為、社交程度，跟能否順利適應失落與憂鬱有關。證據顯示：幽默在維繫生理與心理的健康上，都扮演著正面角色。

有一派瑜珈，稱作「笑瑜珈」，其概念是出於印度醫師卡塔利亞（Madan Kataria）例行演練而因此大受歡迎。一九九五年卡塔利亞（Kataria）創辦笑瑜珈總部到現在，笑瑜珈俱樂部已在六十個國家成立超過六千所。

「笑到真時真亦笑」，瑜珈老師藉由刺激假笑，產生真正的、具傳染性的笑聲。這種瑜珈療法，認為笑是最自然的生理的反應，不依靠幽默或是喜劇，只是藉著笑的舉動增加氧氣的消耗，進而刺激免疫系統。

頌讚

頌讚是另一種可以釋放憂鬱的練習。

頌讚像是反覆唱著虔誠禱告的詩歌，自然而然的改善憂鬱者的呼吸功能，帶來安寧平息。

每天誦讚詩歌，像是超自然的冥想，可能舒緩憂鬱的症狀，特別是坐臥不安的人。

以上所有的練習，從呼吸到頌讚，都是最省錢、最容易，且可以立即採用，讓你放下憂鬱症所衍生的情緒負荷。

饒恕：終極的放下

放下的終極形式是饒恕。

為了饒恕，你必須放下憤怒，不再幻想去報復那些錯待你的人。

這不是說你要表現得好像忘掉從未受過傷，或讓傷害你的人回到你的生活之中。只是意謂著釋放阻礙你前進的負面情緒，並紓緩焦慮跟憂慮。

饒恕的能力有許多好處，因為饒恕跟內心的安寧息息相關。

此外，饒恕的本質跟憂鬱是一體兩面，願意饒恕的人，生活滿意度比較高。根據哈蘭饒恕量表（the Heartland Forgiveness Scale），具願意饒恕的性情，可以預期有較良好的關係滿意度，整體而言也有較正面的感受。甚至，饒恕是有彈性的因素之一，也是一種讓疾病復原、提升抗壓、獲得改變的能力。

饒恕他人對中、老年人尤其重要。

或許最重要的是饒恕自己。終究是自己用一個誇大的眼鏡，不斷的批判自己的不完美，或不小心犯下的罪，請務必要放下這種對自己的負面感受。

饒恕不只是一種策略或練習，而是一個終極目標。

我們無法確切的強迫自己去饒恕，但是我們可以試著去放下，或許就可以懂得饒恕了。

無論你還可以做什麼，只要能放下一切造成你憂鬱的生活環境，就勇敢去做吧！憂鬱能夠讓你活在不見天日的監牢之中，獨自受盡折磨，而解開這道門的鑰匙就掛在你身上，你的未來正在等著你。

後記

個人化醫療

許多患者第一次來我辦公室時，都是垂頭喪氣的。他們厭倦治療，也厭倦憂鬱。但是，鬱悶的不是缺乏治療法：大多數人嘗試過至少一種藥物（有時多達七種）和新的治療，或是那種保證可以緩解或恢復的自救指南。雖然他們個人的故事不同，卻同樣的無助與混亂低落。

所以，我寫了這本書。

在本書中介紹了很多，從胺基酸到鋅的種種資訊。也討論當前精神病醫療的做法，也提到了有關於生理特性和參考腦波圖 rEEG。只讀一次是無法完全吸收的，所以在這一章中，我想回顧和總結一些 THE ZEEBrA 計畫裏的重要特點。

1、每個人都有獨特的生理特性。對一個人是正常的水平，對另一個人可能是過高或過低。事實上，對於十萬甚至百萬計普通人而言，一般檢測可能是一場噩夢。規範、平均值和標準範圍是個很好的起點，但它們僅僅是一個開始。每一個病人都有獨特的心理和營養上的需求。

2、憂鬱症是一種全身疾病，包涵身心靈。憂鬱症是一種複雜的狀態，包括身體的化學反應和新陳代謝、基因遺傳和外表遺傳學、營養攝入和吸收、激素、對食品的敏感性、生活事件、社會支持，以及許多其他因素等等，種種因素的整合決定了我們所過的生活。

3、憂鬱症的治療，首先必須測試找出所有可能的因素，所有可能原因都要竭盡所能的檢測，因為即使是微小的礦物質缺乏或荷爾蒙失衡，都可能導致憂鬱症狀。

4、抗憂鬱藥物不是靈丹妙藥。雖然它們是醫師的口袋名單，但是必須與其他治療方法，包括改善營養、平衡荷爾蒙來配合。抗憂鬱藥無法幫助全部的病人。

5、參考腦波圖開立處方抗憂鬱藥的作法，現在已經可以提供可靠的指導。數以百萬計的美國人已經被迫忍受一種藥物或多種藥物組合，直到產生成效，或者他們在挫折中放棄。rEEG 使我們能夠識別哪一類藥物可能幫助哪些病人。這項檢測是屬於非侵入性的，快速又可靠。

6、整合精神病學，提供了治療憂鬱症的最佳方法。本學科側重於每個人的獨特性、代謝和環境。它治療整體，而不是疾病本身，努力恢復病人的身體健康，而不是簡單地消除症狀。

上述所有這些原則我都已納入 THE ZEEBrA 計畫中，這是一個針對患者個人化藥物治療的整體計畫。

最脆弱的患者

這本書最後，我想簡要地討論最脆弱的族群，也就是小孩和老人。精神科醫師往往很少治療到憂鬱症的小孩和老人，雖然他們在憂鬱症患者中，占了蠻大的比例。

青少年

百分之十五的青少年，都有鬱悶的狀況，是比哮喘和其他慢性問題還要更常見的疾病。海莉的故事，說明了精神科醫師採用錯誤的處理模式所付出的代價。十六歲時，海莉被她憂心忡忡的母親帶到了我的辦公室，原本積極主動、學業優異的女孩兒，卻因為曲棍球比賽未能晉級，而不再打曲棍球，也不再花時間與朋友在一起，她開始將自己關在房間裡上網。成績單上開始出現紅字，恐怕影響到未來。

海莉的父母對於她不斷的沉淪下去感到很痛苦，一年前他們帶她去看心理醫師，醫師診斷她有嚴重憂鬱症並開立立普能（Lexapro）的處方。

這種藥物使海莉過度興奮，無法集中注意力。因此，精神科醫師改開立處方藥帕羅西汀（Paxil）。海莉的過度興奮消緩了，但是情緒上波動劇烈，醫師於是加入安立復（Abilify）來穩定情緒。

藥物組合使海莉隨時都昏昏欲睡，這時醫師除了海莉已經吃的兩種藥物外，又再加入一種興奮劑。海莉持續處於憂鬱狀況，她的父母擔心他們才青春期的女兒同時服用三種藥物，而其中沒有任何一個是被 FDA 認可為有效的。於是他們把她帶到我這裡，希望我可以幫助她。

我馬上為海莉檢查體內各營養成分，缺乏鋅、鎂、和維生素 B_{12}，量身打造高蛋白質的飲食計畫。而進行 rEEG 後，我認為威博雋（Wellbutrin）比她服用的任何藥物更有效。

沒過多久，海莉就有穩定的進步。不僅重新申請大學，也與朋友恢復聯繫。

許多青少年憂鬱症患者，即使看了醫師，還是沒有得到有效的治療。有四分之三的精神疾病患者，首次發病在青春期，伴有行為問題，向下沉淪、濫用各種藥物。很多鬱悶的大學生，直到成年都有酗酒傾向。

老年人

老年人憂鬱症也要特別注意。老年人憂鬱診斷更為困難，因為老年患者往往不會出現典型憂鬱症症狀，可能只是對以往興趣熱情不再、精神萎靡或無心戀眷的樣子。老年人可能是陳述身體不舒服，而不是情緒痛苦。因此，老年憂鬱症狀很難被發現。

步伐蹣跚可能是因為關節炎，呼吸困難可能是因為肺部疾病，認知能力消退也許是阿茲海默症前兆。或者，通通都是憂鬱症的徵兆。

常聽見年長者在批評食物，而貧乏的味覺是缺鋅的症狀。中老年人常缺乏鋅，這是可以治療的。

藥物

老人和青少年患者，對精神病藥物特別脆弱。但是，藥物研究對象，通常是青年和中年人，而不是在青少年和老年人。對於老年人來說，藥物可能會和其他慢性病藥物互相影響，對於青少年來說疾病惡化風險可能更大。

抗憂鬱藥物，在治療的早期，可能增加焦慮和自殺意圖。自二〇〇四年以來，FDA 已要求這些藥物必須要寫「黑盒警告」，那是藥物標籤上最嚴重的警告。此外，這些強效藥物是否會影響發育中的大腦，尚不清楚，因為大多數的臨床試驗，時間都很短，而且參與者數量少。

有些關心新興抗憂鬱藥物使用的精神科醫師認為，這種治療模式反而增加青少年精神疾病。自一九九〇年以來，為青少年開立抗憂鬱處方藥的比率，增加了七倍，年輕人的精神疾病成長率，不斷加快。

按目前的速度繼續開立抗憂鬱藥物，有一半的美國兒童將會服用精神科藥物。即使年少的患者剛開始服用這些藥物有所緩解，但是最後仍會復發，憂鬱症將成為一個慢性的疾病。

對於治療青少年和老年人等弱勢患者，醫療專業人員不應該只會開藥而已。很多青少年或老人，其實是營養不良、運動不足、缺乏支持，或有其他疾病在身，而這些領域的治療都非常重要。確實，為了這些族群還有所有的患者，我們需要使用一切可用的工具來治療憂鬱症。

憂鬱症治療的未來

雖然 THE ZEEBrA 是處理憂鬱症患者最完善的個人化整合計畫，不過醫藥科學也是不斷在進步，提供成功的診斷和治療的新希望。

最近 FDA 批准，一項令人興奮的新治療技術，稱為頭顱磁刺激療法（TMS）。TMS 發送精準的磁脈衝到前額葉皮質，調節情緒。研究人員認為，憂鬱症會改變前額葉皮質，而磁脈衝產生溫和的電流，可以改善前額葉皮質的功能和行為。

有一萬多例 TMS 治療的研究數據表示，這項技術安全而有效。在一個實驗中，大約百分之五十的患者症狀顯著改善，其中百分之三十三症狀完全消除，而且治療效果持續六個月。這項技術的副作用包括：輕度至中度頭皮不適和頭痛，但是第一週的治療後，這狀況即會較少發生。

療程對病人而言輕鬆又平靜，坐在一個大椅子上，一個小小的電子臂負責產生磁脈衝鎖定頭部左側部位。通常情況下，四至六個星期內進行約二十到三十次治療，每個療程不超過四十分鐘。不需要麻醉和鎮靜，患者可以立即回去工作或進行個人活動。

對於患有憂鬱症的成人，在經歷至少一個標準的抗憂鬱藥物療法，而沒有得到緩解後，可以由精神科醫師指示進行 TMS 療法。TMS 和我的整合精神醫學的概念很吻合，我對其成果也印象深刻。很值得和您的精神科醫師討論 TMS 治療的可行性。

雖然 TMS 已經是一大進步，但它與所有其他新技術還是只能視為整合方案的一部分，整合方案還是以識別並且調整營養缺乏為基礎。從長遠來看，除非我們在這本書討論的問題被改善，否則治療不會成功。

一種新的方式

對醫師和病人而言，THE ZEEBrA 計劃提供憂鬱症一種新觀點，並且為數以百萬的患者打開一扇門。

不問問題，怎麼能找到答案？不看原因，怎麼找到治癒的方法？明白自己是一個獨特的個體，身心靈都是獨一無二的，你就會了解一種新的憂鬱症治療法是有多麼迫切。

為自己的健康負責，我希望這本書帶來療癒所需要的知識和工具。我也鼓勵你廣泛的搜尋憂鬱症的可能因素。通過這樣的搜尋，你可以找到你需要的幫助，以及平靜。

憂鬱症是可以治癒的，每個人都會好起來。

尾聲，是時候了

當我完成這本書，我再次問自己：「為什麼？」

為什麼，沒有將維生素 B_{12} 和葉酸，列入憂鬱症患者的標準檢驗？

為什麼，沒有將麩質過敏，列入憂鬱症患者的標準檢驗？

為什麼，這麼多的精神科醫師，不願意更深入地探討憂鬱症和微量金屬，如鋅、鉻、碘之間的關係？

為什麼，醫療保險可以涵蓋健康俱樂部的會員資格，但是沒有包含營養補充品，即使營養缺乏會引發憂鬱？

幾年前，我參加了全美最大的保險公司之一的會議：開發腦波圖 rEEG 的公司，願意針對未能在標準精神治療獲益的患者提供免費測試。儘管如此，保險公司還是拒絕接受這項提議，理由是他們需要更多的時間來獲得更多的大型研究結果。

我受不了這種決定，我們沒有更多的時間可浪費。

作為一家精神病醫院的主治醫師，我經常看到在危機中的患者。我的辦公桌上，常放著憂鬱症患者自殺統計圖表，這些患者在各種治療法和醫院之間奔波，多年後決定結束生命，留下令人值得深思、反省的悲慘結局。

現在我們已經知道這項科學可以改善目前採用的錯誤方法，也可以改正影響情緒的營養和代謝，提供辨識改善治療憂鬱症所需要的工具。

如果您已閱讀了這本書，那麼改變的時候到了。

國家圖書館出版品預行編目資料

療鬱：不吃藥的憂鬱解方 / 詹姆斯．葛林布拉特 (James M. Greenblatt) 著；林曉凌譯. - - 第一版. – 臺北市：博思智庫，民 102.11

面；　公分

譯自：The breakthrough depression solution : a personalized 9-step method for beating the physical causes of your depression

ISBN 978-986-89448-6-2(平裝)

1. 憂鬱症

415.985　　102020136

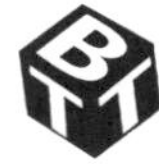

博思智庫股份有限公司

博思智庫粉絲團　Facebook.com/broadthinktank

預防醫學 04

療鬱 The breakthrough depression solution : a personalized 9-step method for beating the physical causes of your depression

不吃藥的憂鬱解方

作　　者　詹姆斯．葛林布拉特（James M. Greenblatt）
譯　　者　林曉凌
執行編輯　吳翔逸
美術設計　羅芝菱
行銷策劃　李依芳
專案編輯　Dee

發 行 人　黃輝煌
社　　長　蕭艷秋
財務顧問　蕭聰傑
出 版 者　博思智庫股份有限公司
地　　址　104 台北市中山區松江路 206 號 14 樓之 4
電　　話　(02) 25623277
傳　　真　(02) 25632892

總 代 理　聯合發行股份有限公司
電　　話　(02)29178022
傳　　真　(02)29156275
印　　製　永光彩色印刷股份有限公司

第一版第一刷　中華民國 102 年 11 月

定價 280 元　　ISBN 978-986-89448-6-2　